José Antonio Barroso Flores

SOS probióticos

SOS probióticos • Editorial Arcopress

Edición: Pilar Pimentel
Maquetación: Joaquín Treviño
www.arcopress.com
pedidos@almuzaralibros.com - info@almuzaralibros.com

Imprime: Gráficas La Paz

ISBN: 978-84-11311-39-7
Depósito Legal: CO-1044-2022
Hecho e impreso en España - *Made and printed in Spain*

La fundación de Microal, la empresa de mi vida, me ha permitido acceder a los conocimientos que me han llevado a las reflexiones de este libro.

Gracias a todos los que lo han hecho posible.

Índice

Prólogo 9

1. Los probióticos y los humanos: una trayectoria común ancestral..... 11
2. Los microorganismos. Esos inevitables compañeros de existencia ... 17
3. ¿Es posible que la fruta prohibida fuera la carne que contribuyó a
    la evolución de nuestro cerebro y, por tanto, a hacernos conscientes
    y conocedores de la existencia del bien y del mal?............................ 29
4. Los efectos de los procesos fermentativos
    en los alimentos que conocemos desde muy antiguo......................... 35
5. ¿Los alimentos fermentados con probióticos activos
    se pueden considerar alimentos funcionales? 47
6. El concepto de probiótico. El científico ruso
    que descubrió las bacterias ácido-lácticas (BAL) 49
7. Los alimentos fermentados en la dieta mediterránea....................... 51
8. Los tártaros se abastecían con la leche fermentada
    de sus yeguas y la carne curada de los caballos 53
9. Las aceitunas, fuente ancestral de probióticos y prebióticos........... 65
10. Los probióticos en las fermentaciones de vegetales.
    Diferencias entre encurtidos y fermentados...................................... 75
11. El empleo de la sal también supuso
    el amplio desarrollo de microorganismos probióticos 79
12. La aparición de nuevas posibilidades de conservación
    de alimentos a través de la destrucción de probióticos 85
13. Los alimentos cárnicos curados y fermentados
    son también fuente de probióticos 87
14. La importancia de los probióticos para la madre
    gestante y para el correcto desarrollo del bebé 97
15. El vino ha podido ser algo destructivo o ventajoso para nuestra salud ... 107
16. Los vinagres también están infravalorados 119

17. La cerveza también fue y puede volver a ser una bebida probiótica 123

18. Los prebióticos, nutrientes capaces de llegar
hasta nuestra microbiota y alimentarla... 131

19. Ácido butírico, un combustible para esos pequeñitos seres vivos
que forjan nuestra salud desde el interior del intestino 135

20. El maravilloso almidón resistente que merece un capítulo aparte....... 137

21. Entonces apareció la comida rápida 145

22. La miel, si no la maltratamos, también
puede proveernos de probióticos.. 147

23. El hidromiel 155

24. Leche y productos lácteos 159

25. Ácido linoleico conjugado.Un valor añadido 169

26. La fermentación de los pescados, importante
en la alimentación a lo largo de los tiempos.................................. 173

27. Utilización de fermentos madre y cultivos seleccionados 177

28. La influencia de los fermentados en los descubrimientos
y en el desarrollo de los imperios 181

29. El enriquecimiento de la flora intestinal
gracias al intercambio de probióticos con las Américas.................. 189

30. El papel de los probióticos en las adaptaciones genéticas 193

31. Un olvidado científico andaluz que
se adelantó en el uso de los probióticos.. 201

32. Pautas del desarrollo bacteriano 205

33. Los psicobióticos 211

34. Los probióticos en la alimentación animal.................................... 235

35. Ahora está de moda la alta cocina viva cargada de probióticos 239

Epílogo 247

Prólogo

Constituye para mí una gran satisfacción prologar este libro de mi amigo José Antonio Barroso en el que muestra su profundo conocimiento sobre la alimentación en general, y, en concreto, sobre un tema tan antiguo y al mismo tiempo tan novedoso como es el de los probióticos y su relación con la salud.

En su libro, Barroso realiza de inicio una descripción precisa sobre la trayectoria común que hemos recorrido los humanos y los probióticos a lo largo de nuestra existencia y sobre cómo nos hemos beneficiado ambas especies de forma mutua de esta relación tan estrecha.

La existencia ha sido paralela y simultánea, que no así el conocimiento mutuo, ya que hasta hace poco tiempo no hemos tenido conciencia de su existencia y de su importancia. Este desarrollo lo complementa al final con un excelente análisis de la influencia que los probióticos han tenido en trascendentes episodios históricos, como los descubrimientos de ultramar y la expansión de muchos imperios a lo largo de nuestra historia.

Más adelante profundiza en la manipulación que los humanos primitivos llevaban a cabo sobre los alimentos y sobre el hecho de que posiblemente este fue el origen de las primeras fermentaciones y su posterior desarrollo y utilización. Si fue un fenómeno casual o intencionado es difícil de aventurar, pero en el libro encontramos un relato sobre la interacción de ambos comportamientos. Posiblemente, en primer lugar pudo ser la casualidad y, más adelante y profundizando, la intencionalidad.

Barroso continúa con un profundo análisis sobre la noción de funcionalidad de los probióticos, detallando el concepto de alimento funcional y lo enlaza con la utilidad de los probióticos, matizando las utilidades que la Unión Europea ha dictaminado sobre ellos y las funciones específicas que se les pueden atribuir en cuanto a efectos beneficiosos sobre el organismo y que son de amplio calado, como es el efecto sobre el aparato digestivo, la presión arterial, los lípidos plasmáticos, el sistema osteoarticular, etc. Barroso concluye afirmando que, sin duda, al hablar de probióticos lo estamos haciendo de un alimento funcional a todos los niveles.

En capítulos siguientes se analiza con todo detalle la presencia de los probióticos en los alimentos integrantes de la dieta mediterránea, como las aceitunas, y se matiza la diferencia entre los encurtidos y fermentados, analizando la importancia de la presencia de la sal en la alimentación y lo imprescindible de su utilización y consumo para la salud humana. No queda fuera de esta implicación la presencia de probióticos en algo tan tradicional como el vino o la cerveza.

En este mismo sentido, el libro desarrolla un concepto poco conocido como es el de la presencia de probióticos en los productos cárnicos crudos, curados y fermentados, conocidos popularmente casi siempre como embutidos y que en muchos casos su consumo no es bien entendido ni desarrollado.

Finalmente, el libro detalla la importancia de los probióticos en situaciones concretas como la infancia, maternidad, etc., y en general sobre la salud y la utilización en la gastronomía presente y futura.

En definitiva, este libro realiza un perfecto recorrido por estos alimentos que han sido y son parte del desarrollo de la humanidad y que como en tantos apartados de nuestra historia y de la historia de la alimentación han pasado desapercibidos y su utilidad se ha reconocido a base de los efectos producidos al prescindir de ellos.

Dr. Antonio Escribano Zafra
Catedrático de Nutrición Deportiva
Especialista en Endocrinología y Nutrición

CAPÍTULO 1

Los probióticos y los humanos: una trayectoria común ancestral

Los humanos venimos utilizando alimentos fermentados desde el Neolítico. Por aquel entonces, ya habían averiguado que el consumo de algunos alimentos, que habían sufrido cierta transformación, entrañaba beneficios y facilitaba la digestión. Pero es en nuestro siglo XXI cuando, por fin, de forma oficial, se reconoce la existencia de los probióticos.

La Organización Mundial de la Salud admite como oficial la definición del Comité de Expertos de la FAO/OMS (Organización de las Naciones Unidas para la Agricultura y la Alimentación/Organización Mundial de la Salud): «Los probióticos son microorganismos vivos que, administrados en cantidades adecuadas, ejercen un efecto beneficioso sobre la salud del consumidor»[1].

Y se establece, por tanto, que para poder ser considerados probióticos «los microorganismos deben estar vivos y en cantidades suficientes, deben ser estables y viables hasta la caducidad del producto y deben ser capaces de ofrecer beneficios para la salud». Nosotros nos centraremos en una condición, la más importante: «deben estar vivos».

Desgraciadamente, la importancia de que lleguen vivos y activos hasta el consumidor no se está teniendo muy en cuenta. Y

---

1   Organización de las Naciones Unidas para la Agricultura y la Alimentación / Organización Mundial de la Salud (2006). *Probióticos en los alimentos. Propiedades saludables y nutricionales y directrices para la evaluación*. [Consulta: 10 de agosto de 2021].

ocurre que muchos de los alimentos, tras haber sido de alguna forma fermentados, llegan al mercado tratados térmicamente después de la fermentación y, como consecuencia de ello, los microorganismos probióticos son desactivados.

Por ello, estamos perdiendo los beneficios para la salud de los que disfrutaban nuestros ancestros. Y esto se refleja claramente en los estudios científicos que informan de la riqueza y la diversidad de flora intestinal que gozaban aquellos antepasados nuestros respecto a la calidad de nuestra microbiota actual. Los métodos de producción artesanal de los alimentos a partir del siglo xix fueron paulatinamente sustituidos por técnicas industriales que permiten procesar grandes cantidades a precios reducidos. Pero los consumidores pagamos caro ese cambio en los sistemas de producción. Fue entonces cuando comenzó el declive en la ingestión de microorganismos fermentativos por parte de la población en general y, particularmente, por los habitantes de las grandes urbes.

Cada día aparecen resultados de estudios científicos que avalan la necesidad de disponer de una microbiota saludable. Tenemos una gran cantidad de datos científicos para apreciar la importancia de la dieta que nos permita disponer de una microbiota intestinal, activa, variada y beneficiosa.

También existen suficientes estudios que vienen a determinar cómo variadas enfermedades son consecuencia de los efectos de una dieta agresiva o poco favorecedora sobre las comunidades microbianas del intestino. Se viene ensayando la diversificación de la microbiota intestinal mediante cambios en la dieta y hay, recientemente, numerosos equipos científicos que están dedicados a ello. Buscan así conseguir la prevención de enfermedades y fomentar la salud física e incluso mental.

Ya se sabe, por ejemplo, que nuestra microbiota fecal es semejante a la de los primates que mantienen una nutrición omnívora. Últimamente, raro es el día en el que no aparece alguna noticia relacionada con la necesidad de disponer de una flora intestinal sana y variada. Ya tenemos mucha información sobre los problemas de salud ocasionados por disponer de una microbiota disminuida o debilitada.

También se suceden los descubrimientos que vienen a determinar que los microorganismos que nos acompañan actualmente presentan una clara decadencia respecto a los que habitaron las entrañas de nuestros antepasados. En las minas de sal prehistóricas de Hallstatt, en Austria, han podido identificar las heces fecales de los mineros. Estos análisis realizados sobre el genoma de los antiguos microorganismos que habitaban los intestinos de aquellos trabajadores de la Edad del Hierro han ofrecido la primera evidencia molecular sobre la microbiota de entonces.

Esta microbiota ancestral de las personas que vivieron en aquella época era mucho más variada que en la actualidad, y esto hace suponer que disfrutarían de una menor incidencia de ciertas enfermedades. Y, curiosamente, en estas investigaciones también se encontró que, al menos, hace 2700 años, ya se consumían alimentos fermentados. En este caso, se han encontrado en las heces antiguas los genomas de dos hongos: *Penicillium roqueforti* y *Saccharomyces cerevisiae*. El primero es responsable de la fermentación del queso roquefort y el segundo permite la fermentación de la cerveza o del pan.

Dice el investigador Frank Maixner, del Instituto de Investigación Eurac, sobre los resultados de la investigación que aparecen en la revista *Current Biology*: «El análisis de todo el genoma indica que ambos hongos estaban involucrados en la fermentación de alimentos y proporcionan la primera evidencia molecular del consumo de queso azul y cerveza durante la Edad de Hierro en Europa»[2].

Aunque también es posible que, en este caso, esas fermentaciones se produjeran de forma accidental, como debió ocurrir en la mayoría de ocasiones. Pudo ser un caso más en el que fermentaciones

---

2   *El Confidencial* (2021). «Probióticos en los alimentos. En Europa ya se bebía cerveza y se comía queso azul hace 2700 años». https://www.elconfidencial.com/tecnologia/ciencia/2021-10-14/europa-habia-cerveza-queso-azul-hace-2700-anos_3306295/ [Consulta: 18 de septiembre de 2021].

producidas de forma espontánea dieron lugar a procesos dirigidos, cuando los humanos de entonces apreciaron los resultados de esas transformaciones fermentativas.

De cualquier forma, no cabe duda de que, efectivamente, si aparecen en las heces, debieron ser ingeridas por aquellos antepasados nuestros. Y es que ya no podemos negar que el consumo de alimentos fermentados ha tenido un papel destacado en nuestra historia alimentaria de forma ancestral, ya fueran fermentados como consecuencia de hechos accidentales u obtenidos mediante técnicas dirigidas por el hombre.

Y, ahora, al comparar nuestra microbiota con la de quienes nos precedieron, encontramos que es mucho menos variada, y, por tanto, de una eficacia muy inferior.

No obstante, actualmente seguimos consumiendo alimentos que, de una u otra forma, han sufrido una fermentación. Entonces, ¿qué ha cambiado? Muy simple; por necesidades de la mercadotecnia se eliminan probióticos de la mayoría de los alimentos fermentados que se comercializan en las cadenas de distribución. Y sobre los que quedan vivos existe un evidente desconocimiento por parte del gran público, que no sabe que están ahí, a nuestra disposición, y no se valoran. Y es que los resultados de las investigaciones evidencian que ha habido un cambio importante en la microbiota intestinal de los occidentales debido a los nuevos hábitos alimentarios. «Cada vez está más claro que no solo las prácticas culinarias prehistóricas eran sofisticadas, sino que también los complejos alimentos procesados, así como la técnica de la fermentación, han tenido un papel destacado en nuestra historia alimentaria temprana»[3].

Quizás sea el momento de realizar importantes esfuerzos de divulgación para dar a conocer las ventajas de consumir alimentos

---

3   *El Confidencial* (2021). «Probióticos en los alimentos. En Europa ya se bebía cerveza y se comía queso azul hace 2700 años». https://www.elconfidencial.com/tecnologia/ciencia/2021-10-14/europa-habia-cerveza-queso-azul-hace-2700-anos_3306295/ [Consulta: 18 de septiembre de 2021].

que nos permitan disponer de una flora intestinal sana. Serán los alimentos que aporten un compendio de microorganismos variado y activo. Pero que también cuenten con los prebióticos, que son los nutrientes necesarios para ellos. Se debería reforzar la información del profesorado para que, desde la edad escolar, se adquieran conocimientos sobre la importancia de todo esto para nuestra salud. Nosotros, con esta publicación, intentaremos aportar algo de luz.

CAPÍTULO 2

Los microorganismos.
Esos inevitables compañeros
de existencia

¡Nuestra tan necesaria microbiota está degenerando!

En un reciente estudio científico del Instituto Max Planck para la Ciencia de la Historia Humana (MPI-SHH), al analizar las letrinas de finales de la Edad Media encontraron que el compendio de probióticos de las personas que las utilizaban entonces era mucho más rico que en la actualidad.

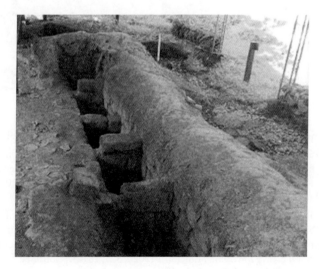

«Si queremos determinar qué constituye un microbioma saludable para la población actual, deberíamos empezar por examinar el de nuestros antecesores que vivieron antes de los antibióticos, la comida rápida y otras tretas de la industrialización»[4].

El estudio hace hincapié en que «hay evidencias crecientes que conectan los cambios en nuestro microbioma a muchas de las enfermedades del mundo moderno industrializado, como las inflamaciones intestinales, las alergias y la obesidad»[5].

Será, por tanto, de importancia conocer cuáles son las fuentes actuales que contienen aquellos gérmenes probióticos. Esto nos será útil para aprender a consumirlos y conocer qué alimentos prebióticos debemos ingerir para que les sirva como nutrientes a los que habitan nuestro intestino. Porque ellos están en nosotros y nosotros no somos nada sin ellos.

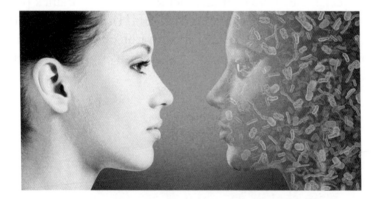

4   SABIN, S., YEH, H., PLUSKOWSKI, A., CLAMER, C., MITCHELL, P. D y BOSS, K. I. (2020). «Estimating molecular preservation of the intestinal microbiome via metagenomic analyses of latrine sediments from two medieval cities». *The Royal Society Publishing*. Edición 1 (2020, 375, 1812). [Consulta: 10 de septiembre de 2021].

5   SABIN, S., YEH, H., PLUSKOWSKI, A., CLAMER, C., MITCHELL, P. D y BOSS, K. I. (2020). «Estimating molecular preservation of the intestinal microbiome via metagenomic analyses of latrine sediments from two medieval cities». *The Royal Society Publishing*. Edición 1 (2020, 375, 1812). [Consulta: 10 de septiembre de 2021].

Hablar de gérmenes tiene a menudo una implicación de prevención o temor ya que de forma general es una palabra que se asocia con la enfermedad. Pero debemos recordar que sin ellos no podríamos existir. Los microorganismos que antecedieron a los que ahora nos rodean ambientalmente fueron los que primero poblaron la tierra, dando lugar a todos los seres vivos. Y siguen hoy prevaleciendo sobre todos los organismos existentes.

Estos diminutos seres están dentro, sobre nosotros y a nuestro alrededor en cantidades inimaginables. Es bueno que no los distingamos a simple vista. Si pudiéramos ver continuamente de qué forma conviven con y en nosotros, no ganaríamos para sobresaltos.

Y si nos paramos a pensarlo, nosotros mismos solo somos un conglomerado de células, cada una dedicada a conformar un órgano de nuestro cuerpo. Unos 100 billones de células componen este cuerpo humano que tanto apreciamos. Somos el resultado de la coalición de diversos tipos de células que se especializaron en funciones concretas para un fin común: nuestra supervivencia. En nuestro ADN está escrito qué órgano ha de formar cada una de ellas, y si no se producen errores, así lo harán desde que somos concebidos. Pero las bacterias que albergamos sobre y dentro de nuestro cuerpo suponen un número muchísimo más elevado.

Por fuera, nos acompaña un rebaño compuesto aproximadamente por un billón de bacterias que viven sobre nuestra piel, ocupan cada centímetro cuadrado y suelen especializarse en zonas concretas donde establecen diferentes hábitats. Y por dentro, desde nuestra boca hasta nuestro intestino, la cosa no es menos compleja. A lo largo de todo el tracto digestivo se reparten el espacio los microorganismos de una microbiota especial, que, según la zona que colonizan, de su número y variedad, también es diversa. Tanto es así que es diferente la microbiota de la cavidad bucal de la que se encuentra en el estómago o en el colon.

En las últimas estimaciones se ha calculado que el peso de nuestra microbiota supone entre 1,5 a 2 kg. En total, unos 39 billones de individuos muy variados. Como mínimo, mil tipos diferentes de bacterias. Así que cabe deducir que nuestro cuerpo es en realidad una pequeña y organizada aldea de células, cada una con una función determinada y sobre la que pulula una enorme metrópolis de bacterias. Pero también debemos tener en cuenta que, igual que ocurre en cualquier ciudad, también sobre nosotros y en nuestro interior se produce una constante actividad. Y estas metrópolis de microscópicas células que nos acompañan se interrelacionan de diversas formas. En unos casos puede tratarse de una simbiosis en la que dos elementos se complementan para protegerse o nutrirse mutuamente. Y también puede ocurrir que, simplemente, pervivan en paralelo sin aparente conexión, cada grupo ignorando a los demás. Pero, en ocasiones, su supervivencia depende de luchas despiadadas entre aquellos que, por ser antagónicos, intentan eliminar a los microorganismos que les puedan suponer una amenaza para prevalecer en el medio.

Ya que sabemos que estamos tan íntimamente unidos a ellos, es bueno que los conozcamos algo más profundamente. Al menos a una parte de estos seres de los que tanto depende que podamos gozar de una buena salud.

Nos centraremos en aquellos a los que podemos facilitar la tarea de ayudarnos desde dentro a través de nuestra alimentación. Veremos cómo acceder a ellos vivos y activos a través de la ingesta de los alimentos que decidamos escoger. A este conjunto de microorganismos se les conoce con diferentes nombres: microbiota, flora intestinal, probióticos…

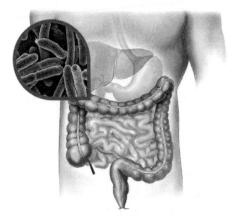

Quizás los más importantes para nosotros sean los microorganismos probióticos que ingerimos con los alimentos fermentados. Estos agentes causantes de las fermentaciones, que han sido muy beneficiosos en nuestra trayectoria vital, serán   l o s protagonistas a lo largo de todas estas reflexiones. También vamos a conocer cómo fomentarlos, a través de una alimentación rica en productos que les sirvan de alimentos, una vez aposentados en nuestro colon. A ese tipo de nutrientes para la microbiota se les conoce como prebióticos. Son componentes alimentarios que nuestro organismo es incapaz de digerir por completo, ya que carecemos de las enzimas que serían necesarias para metabolizarlos. Tal vez el ejemplo más conocido sea el caso de la fibra vegetal. Se trata de forma general de polisacáridos y oligosacáridos que, como no disponemos de las enzimas necesarias para metabolizarlos, resultan pobremente absorbidos por el intestino. Se convierten así en nutrientes para la microbiota. Por tanto, la ingesta de alimentos que contienen prebióticos puede influir de manera muy importante en nuestra salud, siempre tan dependiente del equilibrio en el estado y la composición de estos microorganismos.

Los probióticos nos han acompañado desde que tenemos aparato digestivo. Antes de nacer, nuestra madre ya nos proveyó de ellos a través del líquido amniótico aportando microorganismos de su propia microbiota y, posteriormente, nos amamantó con un cóctel de nutrientes, entre los que incluía también gérmenes probióticos activos. Además, la leche materna incluye un tipo de polisacáridos que el lactante no puede digerir. Estos elementos están destinados a servir de nutrientes a los probióticos que la madre pone a nuestra disposición. O sea, que incluye los nutrientes para mantener fuerte y activo este compendio de microorganismos, tan necesarios para nuestro desarrollo.

Hasta hace muy poco tiempo, no teníamos constancia cierta de su existencia. Pero, aun así, sin ser conscientes de ello, hemos ido favoreciendo su implantación en nuestro colon, nutriéndolos y reponiéndolos mediante el consumo de los alimentos que tratábamos de conservar mediante variadas fermentaciones. Y es así como hemos conseguido que contribuyan a nuestra prevalencia como especie. Como veremos, una vez que aprendimos a utilizar las fermentaciones, fuimos partícipes de su proliferación y reposición. Lo hicimos al aportar las bacterias activas que, sin saberlo, habíamos cultivado en los alimentos fermentados.

Ancestralmente, introdujimos cambios en los alimentos con el fin de alargar en el tiempo su aptitud para el consumo y, como consecuencia, estuvimos ingiriendo una extraordinaria colección de bacterias extremadamente beneficiosas.

Incluso en la Biblia, podemos leer sobre la adicción de Abraham al consumo de yogur, ya que estaba convencido de que le aportaba vigor y longevidad. Y debía de ser verdad puesto que, según la Biblia, el nombre «Abraham» significa «padre de una multitud de gentes». Engendró a Isaac con noventa y dos años (aunque parece que ayudaron los ángeles) y murió a los ciento setenta y cinco años de edad. O, al menos, eso está escrito.

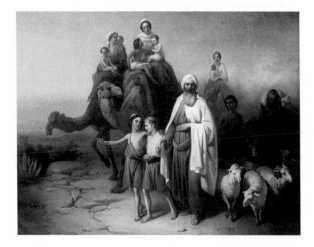

También veremos cómo el vino nos ha acompañado ancestralmente a lo largo de nuestra existencia como humanos. Ya en la Biblia se habla de la primera embriaguez de Noé. Desde entonces —más allá de los disgustos para aquellos que no han sabido administrar las cantidades a ingerir— nos ha aportado grandes beneficios con los gérmenes probióticos que acompañaban a esta bebida fermentada por excelencia. Pero eso fue hasta que se produjo el hallazgo de la pasteurización.

De esta manera, tanto del vino como de la cerveza, nos están hurtando los magníficos probióticos. Todo ello a causa de la necesidad de parar las fermentaciones en aras de la obligada adaptación para poder ser comercializados.

Una bacteria láctica que nos trae un virus beneficioso

Si hubiéramos sospechado que los virus también intervienen beneficiosamente en la composición de la flora intestinal, habríamos descartado su uso, ya que nos sería difícil promover su ingestión, tal como hacemos, en cambio, con los microorganismos probióticos que ya tomamos con algunos alimentos.

Los virus son complicados de reproducir y nos sería imposible ingerirlos vivos cultivados en los alimentos. Pero ahora no solo se ha encontrado la relación entre un virus y nuestra salud mental, sino que también se sabe que es precisamente uno de los gérmenes lácticos el que nos lo puede proporcionar. Se trata de una bacteria de la leche que el virus utiliza como vehículo para replicarse a su costa, quedando a nuestra disposición activo y multiplicado.

El estudio publicado en la revista *Cell Host & Microbe*, liderado por el Instituto de Investigación Biomédica de Girona Josep Trueta (IDIBGI), y que ha contado con la colaboración de la Universidad de Alicante, la de València, la Pompeu Fabra y la Fundación FISABIO, ha descubierto que los probióticos de la leche actúan de reproductores de unos virus, en este caso beneficiosos, que tienen influencia en la capacidad de memorizar y de favorecer las funciones cognitivas. Estas funciones son las habilidades que tiene nuestro cerebro para permitirnos pensar, decidir, analizar, orientarnos, comprender… O sea, lo que nos permite ser nosotros mismos.

Parece ser que los probióticos, además de ser necesarios para nuestro bienestar físico, también intervienen en la salud del cerebro y, por tanto, en nuestro proceso mental. Un descubrimiento más que viene a corroborar lo que ya se venía comprobando estos últimos años: que la microbiota intestinal tiene una gran repercusión en las capacidades cerebrales y, por consiguiente, en un sistema neurológico saludable. Es posible que esto sea la causa de que exista una importante relación entre la composición de la microbiota y los estados de ánimo. Conociendo esto, y sabiendo la importancia que la leche materna tiene en la composición de la flora intestinal, la expresión «La leche que mamaste», con la que se le suele interpelar a alguien que tiene mal carácter, cobra un cierto sentido.

Los efectos de una microbiota saludable y variada sobre la salud cerebral han sido ya demostrados en diversos estudios recientes, pero la relación de los virus con la microbiota intestinal y su influencia en nuestro organismo forman parte de un campo de estudio que está en los inicios. Queda un largo camino que recorrer para conseguir averiguar hasta qué punto la dependencia de nuestro cerebro a la microbiota es importante. Quizás, una vez que se ahonde más en estos hallazgos, descubramos que con un microbioma saludable y variado necesitemos menos ansiolíticos y antidepresivos, tan requeridos en la época actual.

Cada vez conocemos más sobre las implicaciones que estas bacterias han supuesto para disfrutar una vida saludable. Se están desarrollando continuamente numerosas investigaciones y, a medida que se avanza en el conocimiento de la influencia de la microbiota en nuestra existencia, se constata la gran complejidad que suponen sus connotaciones. Con el avance de estas investigaciones, tendremos más conocimientos para aceptar cuánto les debe nuestra especie a estos grupos de microorganismos. Sin su ayuda a lo largo de nuestro recorrido existencial, a nuestros organismos les habría sido imposible lidiar con tantas calamidades y sobrevivir sin medicamentos ante el acoso de tantos gérmenes patógenos que continuamente estuvieron asediándonos.

En sucesivos capítulos veremos que actuaron como colaboradores para la formación de los imperios ayudando a los guerreros tártaros en sus largas cabalgadas y a los navegantes de los descubrimientos en sus travesías por los océanos.

Conoceremos cómo estos microorganismos transforman los alimentos y con ello nos los hacen más apetecibles y duraderos. Vamos a descubrir hasta qué punto es importante para nosotros ingerirlos en cantidad y lo más activos posible.

Y, en todo esto, veremos que las grandes civilizaciones se iniciaron alrededor de las fuentes de sal, dada la importancia que este ingrediente tenía en la conservación de alimentos en crudo y consecuentemente fermentados, que suponían para nosotros la ingesta de los imprescindibles probióticos. Aunque aquellos antepasados nuestros aún no pudieran ni siquiera imaginar que la salazón y el resto de las fermentaciones trajeran consigo ese escondido valor nutricional. Pero también veremos que sí fueron conscientes de que algo había en aquellos preparados que les permitía conservar los alimentos y les ayudaba a luchar en algunos casos contra las enfermedades.

En nuestro tiempo, las exigencias del mercado están impidiendo que nos lleguen esos alimentos tan activos como antes. La mala noticia es que en una sociedad donde el mercado impone sus reglas, se nos está privando en la actualidad del enorme beneficio que disfrutaron nuestros ancestros al disponer de gran cantidad de probióticos activos. Unos colaboradores de los que a nosotros se nos está despojando por exigencias de esas reglas que impone la economía del mercado.

La forma de vida actual ha exigido una serie de adaptaciones alimentarias que provocan gran diferencia en nuestro microbioma frente al que disfrutaban los cazadores-recolectores que nos precedieron. En los últimos años, se están consumiendo menos alimentos fermentados, que eran parte de la tradición nutricional de muchas comunidades, y a la mayoría de los que se nos ofrecen, previamente se les han desactivado los microorganismos que originaron la fermentación. Esto ocurre en mayor medida en nuestras sociedades occidentales. Es el caso de las aceitunas, el vino, la cerveza…

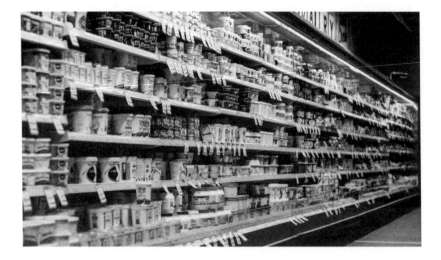

El cambio en la forma de vida ha establecido la necesidad de consumir los alimentos tratados de tal forma que permita su estabilización en el mercado. Son procesos que, en la mayoría de las ocasiones, implican la desactivación de los elementos que propiciaron la fermentación. Esto, unido al empleo de cultivos bacterianos seleccionados que favorezcan la estandarización de los procesos fermentativos, ha ocasionado una importante reducción en la cantidad y variedad de los microorganismos beneficiosos que desde antaño venían poblando nuestro intestino.

Ya hay evidencias de que la utilización de plásticos, para contener bebidas y alimentos, está también siendo causa de declive de nuestros probióticos. Sabemos que es muy importante que nuestra flora intestinal sea numerosa y, sobre todo, lo más variada posible. También somos conscientes de que los microorganismos que pueblan nuestro colon se encuentran siempre en un delicado equilibrio entre los que resultan beneficiosos y los que pueden dañar nuestra salud. Ni qué decir tiene lo importante que es para nuestro bienestar físico y emocional evitar las causas por las que se altera ese equilibrio. Pues bien, el Instituto de Investigación en Ciencias de la Alimentación (CIAL) del CSIC ha publicado un reciente estudio en la revista *Scientific Reports* que viene a demostrar la importante relación de la ingesta de microplásticos con la alteración de ese equilibrio de nuestra microbiota. Al parecer, esta disfunción viene favorecida por el hecho de que los microplásticos que ingerimos en las bebidas y alimentos envasados cambian su estructura al pasar por nuestro aparato digestivo, llegando al colon con una gran capacidad destructiva.

Estamos perdiendo los efectos saludables de una microbiota variada y activa. Como decimos, nuestra microbiota viene degenerando respecto a la gran variedad y actividad de los gérmenes que nos han acompañado desde el Neolítico a través de las sociedades preindustriales hasta nuestros días. A pesar de ello, «todavía existen en el mundo unos 3500 alimentos fermentados (incluyendo las bebidas), cifra que puede aumentar hasta unos 5000 cuando se incluyen variedades con una difusión muy reducida»[6].

Este conglomerado de microorganismos nos ha venido acompañando desde que el hombre es hombre, formando una serie de grupos de gérmenes con una variedad más o menos extensa. De forma natural están a nuestro alrededor, pueblan las plantas y las carnes de los animales que comemos e impregnan los recipientes donde se elaboran. La variedad de ellos es ingente y puede estar compuesta de bacterias, levaduras o mohos.

Al multiplicarse en su desarrollo, alteran la composición fisicoquímica de los nutrientes. Estos cambios unas veces resultan degradantes para el alimento y, por tanto, para nuestros intereses, pero en muchas ocasiones, el resultado es un aumento importante de su valor nutricional y una posibilidad de asimilación más simple para nuestro organismo. «Incluso a veces, se convierten en verdaderos alimentos funcionales, y otros beneficios para la salud de los consumidores»[7].

6   CAMPBELL-PLATT, 1987; TAMANG, 2010b; BOURDICHON *et al.*, 2012.
7   CAMPBELL-PLATT, 1994; STEINKRAUS, 1997; TAMANG, 2010b; TAMANG *et al.*, 2016a, b.

Quizás sea bueno profundizar en su conocimiento

A lo largo de nuestro recorrido, aprenderemos a escoger los verdaderos alimentos fermentados activos (probióticos) que nos ayudarán a enriquecer nuestra microbiota. Pero también conoceremos cuáles son los alimentos que se convertirán en los nutrientes (prebióticos) que permitan a estos microorganismos multiplicarse y mantenerse en nuestro intestino. Una actividad muy protectora para nosotros. Debemos puntualizar que, aunque es más común su uso, no es científicamente correcta la denominación de «flora intestinal», pero a nosotros nos gusta cómo suena. En realidad, su uso está más extendido que cualquier otra forma de calificarla más propia del lenguaje científico.

CAPÍTULO 3

¿Es posible que la fruta prohibida fuera la carne que contribuyó a la evolución de nuestro cerebro y, por tanto, a hacernos conscientes y conocedores de la existencia del bien y del mal?

«El consumo de carne de los primeros homínidos contribuyó a conformar la evolución del cerebro, del comportamiento y de la capacidad creadora de utensilios»[8].

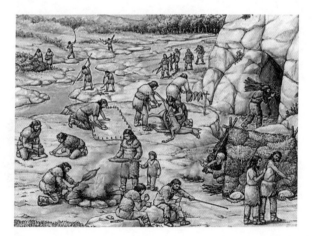

8   BLUMENSCHINE, R. J. y CAVALLO, J. A. (1992). «Carroñeo y evolución humana» en *Investigación y Ciencia*. (1992, 195: 70-77).

Parece suficientemente demostrado que somos los descendientes de los homínidos que decidieron comer carne. También que el consumo de carne, en la evolución humana, fue de una importancia fundamental.

Existe un debate sobre si los primeros homínidos fueron grandes cazadores o si en sus inicios se alimentaban de carroña. Hay autores que niegan la capacidad de cazar, debido a la ausencia de instrumentos de piedra suficientemente eficaces, y otros que afirman que pudieron servirse de herramientas hechas de huesos. «¿Cómo pudieron los protohumanos haber dado muerte a animales tan veloces o tan poderosos? Ello nos indujo a pensar que el carroñeo merecía un examen más detenido»[9].

Otros, sin embargo, consideran que hacernos cazadores dio impulso a nuestra evolución junto con la calidad de los nutrientes. «La importancia de la caza entre aquellos homínidos originaría el elemento "único" —al menos para aquellos momentos— no compartido por otros primates: la cooperación»[10].

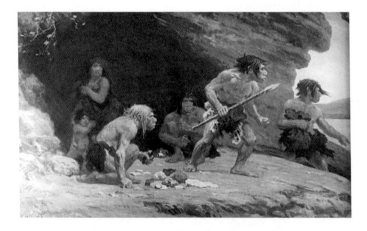

---

9   BLUMENSCHINE, R. J. y CAVALLO, J. A. (1992). «Carroñeo y evolución humana» en *Investigación y Ciencia*. (1992, 195: 70-77).

10   WASHBURN, S. L. y LANCASTER, C. S. (coords.) (1968). *The Evolution of Hunting*. Chicago: In R. B. Lee & I. DeVore (eds.).

Lo más probable es que las dos situaciones, carroñero y cazador, se dieran de forma consecutiva. E incluso que en algunos momentos se produjeran de forma solapada y oportunista: aprovecharían los animales ya muertos por cualquier causa y cazarían cuando tuvieran la oportunidad.

Se sabe que las primeras glaciaciones hicieron desaparecer grandes extensiones de bosques y propiciaron la aparición de amplios pastizales. Es probable que nuestros ancestros se vieran en la necesidad de bajar de los árboles abandonando su hábitat. Seguramente les afectó la disminución de zonas boscosas debido a aquellos cambios climáticos. En esencia, fue una necesaria transición del primate antecesor, consumidor de frutas y algún insecto, al homínido que comenzó a nutrirse de carne.

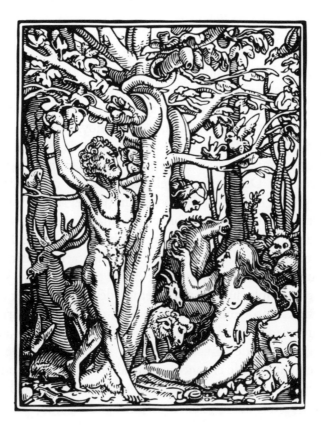

Pero parece lógico que ambos miembros de aquella pareja de seres y su descendencia, expulsados de lo que era su paraíso, estuvieran poco dotados para conseguir alimento de forma distinta a la que estaban acostumbrados. No debió ser fácil; fue, a buen seguro, algo parecido a una maldición bíblica: «Ganarás el pan con el sudor de tu frente».

Es indudable que la carne del bisonte, tan agresivo, y del ciervo, tan veloz, o la del ave, que levantaba el vuelo burlando su intención, quedarían alejadas de sus posibilidades. Es muy posible pues, que nuestro más remoto antepasado se iniciara en el consumo de carne aprovechando la carroña sobrante de otros depredadores o la de animales muertos por cualquier causa. Aunque no nos guste aceptarlo, existen, por tanto, grandes indicios de que nuestros antepasados se iniciaron en el consumo de carne como oportunistas consumidores de carroña.

Pero, en algún momento de la prehistoria, el hombre da un importante salto cualitativo. Se trata de la aparición del ser humano como cazador. Esto debió de ser causa de importantes cambios en la forma de actuar, convivir y comunicarse. Quizás fueran los comienzos de adaptaciones evolutivas, eficaces para permitirnos sobrevivir como especie y llegar hasta lo que hoy somos. Es muy posible que la facultad de comunicarse naciera de la necesidad de establecer y compartir estrategias para cazar en grupo. Y así aprendimos a hablar. De esta forma, el *Homo* cazador consiguió abatir grandes presas. Pero comerse un mamut de una sentada debió ser complicado para una tribu por muy numerosa que fuera. Puede que la necesidad de preservar la carne sobrante, antes de llegar a la putrefacción, fuese el comienzo de las fermentaciones cárnicas.

La carne sin tratar, en particular en los climas cálidos, se mantendría comestible durante poco tiempo después de haber matado a la presa. Como habían abandonado el consumo de carroña, la carne que quedase descompuesta no sería aceptada como alimento. Y así dejamos de apreciar el *bouquet* de la carroña. De hecho, probablemente, desde entonces el consumo de la carne podrida se vería como un acto de degradación. Quedaría así relegado a aquellos que no eran buenos cazadores, incapaces de alimentar a sus congéneres con presas dignas. La hembra homínida no aceptaría emparejarse con un macho que no fuese suficientemente buen cazador y capaz de alimentar a sus crías con carne fresca y nutritiva. Esto pudo ser la causa de que los genes de los que se conformaron con la carroña no hayan llegado hasta nosotros.

La carne en proceso de putrefacción evidente sería despreciada desde aquellos tiempos hasta nuestros días. Pero también debieron descubrir que podía mantenerse dignamente comestible empleando algunos métodos de preparación. Y tal vez fue así como empezaron las carnes y pescados fermentados.

El ser humano es curioso por naturaleza. Es lo que nos impulsa a conocer por qué se producen unos determinados procesos y cómo se podrían mejorar. Está incluido en nuestros genes, y la pérdida de curiosidad implicaría que algo de nosotros no está funcionando bien. Es posible que la selección natural hiciera desaparecer a los linajes de homínidos que perdieron el impulso de experimentar sobre su entorno. Según el biólogo, epistemólogo y psicólogo suizo, Jean Piaget (1896-1980), «Todo el conocimiento humano, en su etapa incipiente, fue el resultado de emplear el método de "prueba-error"».

Estimaba este científico que los primeros homínidos consumieron toda clase de plantas hasta descubrir cuáles eran comestibles. Debemos deducir que fue también este método el que nos llevó, más tarde, a establecer las pautas adecuadas para conservar las carnes con los sabores y texturas más apreciados.

De hecho, este procedimiento de «prueba-error» ha continuado hasta nuestros días. De otra forma no habría sido posible disponer de alimentos fermentados, dado lo complejo que es el conjunto de variables que llevan a obtener un proceso de fermentación determinado.

Las primeras fermentaciones debieron de producirse de forma casual. La necesidad agudiza el ingenio, pero la casualidad también ayuda. Seguramente, la desecación al sol o ahumados, a cierta distancia del fuego de forma casual, serían las primeras formas de mantener los tasajos de carne suficientemente deshidratados para permitir una cierta conservación. Fruto de la observación, verían que la carne que, casualmente, se desecaba por la cercanía del calor de la hoguera, no se pudría tan rápidamente. Tal vez, algunos tasajos que, de forma fortuita, quedaban cerca del fuego pero sin llegar a estar cocinados por completo, al desecarse y ahumarse permanecerían comestibles más tiempo. Al quedar vivos aquellos microorganismos fermentativos capaces de desarrollarse en el alimento, que prevalecerían sobre los gérmenes responsables de las putrefacciones, impedirían el deterioro de la carne.

Incluso cabe la posibilidad de que algún trozo que quedara sobre una piedra de sal adquiriera características desconocidas hasta entonces. Y, quizás, de esa forma el alimento se haría más adaptable a sus necesidades. Así nacería la salazón. Descubrirían entonces las ventajas, en cuanto a conservación, que se conseguían con el empleo de la sal, que tan importante ha sido en la alimentación humana. La ausencia de otros sistemas de conservación la hacían imprescindible. Al salar las carnes, es probable que se empezaran a producir algunos tipos de fermentaciones de forma casual e inconsciente. Esto daría lugar a la ingestión de los primeros probióticos procedentes de aquellas primitivas salazones.

Sea como fuere, está claro que al aprovechar al máximo la abundancia de carne que conseguían al abatir grandes presas y, una vez que aprendieron a mantenerla comestible, contaron con una reserva de alimento para los momentos de escasez. Entonces ya podían llevar consigo para los desplazamientos raciones de comida adecuada para transportar y, en cierto modo, mantenida estable para alargar su vida útil y ser consumida posteriormente. Y por tanto, el hecho de contar con el aprovisionamiento de alimento en el viaje que les asegurara el sustento, sin temor a no encontrar caza o plantas por el trayecto, les facilitó desplazarse. Esto les permitió extenderse colonizando otros territorios distantes. Es evidente, si la valoramos en su contexto, que esa forma de mantener los alimentos comestibles para consumo posterior puede considerarse un gran logro. Debió suponer un enorme apoyo para los humanos a los que su inquietud les llevó a descubrir otras zonas de la tierra. Es posible que los genes de aquellos productores de alimentos conservados fuesen los más extendidos entre los humanos que habitaban entonces el planeta tierra.

CAPÍTULO 4

Los efectos de los procesos fermentativos en los alimentos que conocemos desde muy antiguo

Hasta hace pocos años se pensaba que las primeras fermentaciones dirigidas por la especie humana se produjeron hacia el año 2000 a. C. Sin embargo, la aplicación a la arqueología de las modernas técnicas químicas y de biología molecular ha mostrado que ya se realizaban, de forma sistemática, varios milenios antes[11].

El análisis químico de compuestos orgánicos absorbidos en vasijas de cerámica de la antigua aldea neolítica de Jiahu (China) ha revelado que en el séptimo milenio a. C. ya se producía una bebida fermentada a partir de una mezcla de arroz, miel y fruta (majuelos y/o uvas silvestres)[12].

La fermentación es un proceso de transformación que se produce en los alimentos debido a la acción de bacterias y/o levaduras. La fermentación puede producirse de forma espontánea, ya que los microorganismos que la van a ocasionar se encuentran

11   RODRÍGUEZ GÓMEZ, J. M. (2018). «Alimentos fermentados tradicionales: fuente de microorganismos probióticos desde el Neolítico hasta nuestros días». *El Probiótico*. https://www.elprobiotico.com/probioticos-neolitico/ [Consulta: 11 de noviembre de 2021].

12   MCGOVERN, P. E. *et al.* (2004). «Fermented beverages of pre- and proto-historic China». *Proceedings of the National Academy of Sciences*. Fermented beverages of pre- and proto-historic China | PNAS [Consulta: 11 de noviembre de 2021].

invariablemente en la naturaleza. Pero, en la actualidad, una vez conocidos los agentes y los procesos que las originan, podemos actuar regulando las fermentaciones para conseguir unos resultados concretos en cuanto a los caracteres organolépticos del producto que pretendemos obtener.

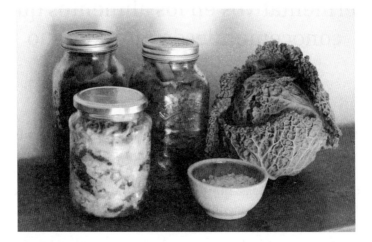

La fermentación es parte del proceso de la vida

Prácticamente ha habido fermentaciones desde que apareció la vida en el planeta y, por tanto, mucho antes de la existencia de los humanos. La naturaleza se sirve de los microorganismos responsables de las fermentaciones para dar curso al desarrollo de los procesos que posteriormente permiten la transformación de la materia orgánica. Esa transformación que es tan absolutamente necesaria en el ciclo vital.

Como decimos, una fermentación se puede producir de forma natural por microorganismos que se encuentran en el ambiente, si disponen de un sustrato adecuado y se dan las condiciones de temperatura necesarias.

Pero también la fermentación puede ser dirigida, empleando para ello cepas de bacterias, mohos o levaduras previamente seleccionadas. Siempre que cuenten con las características necesarias para conseguir el efecto deseado en el alimento final.

El ejemplo más común es la llamada fermentación láctica. Se produce mediante el desarrollo de bacterias que transforman los azúcares en ácido láctico, ocasionando así una bajada de pH y, como consecuencia, la acidificación del alimento. El sustrato alimentario, esencialmente modificado así en su estructura química, se mantiene comestible. Y esto ocurre debido a que las bacterias responsables de las degradaciones y putrefacciones de los alimentos no pueden proliferar en un medio que ahora les resulta adverso, gracias a la acción de las bacterias fermentativas. Es el caso del yogur, el kéfir, los quesos, las verduras fermentadas, etc.

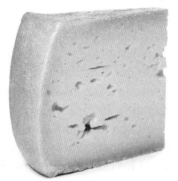

De forma casual se producirían las primeras fermentaciones

Hemos consumido alimentos fermentados desde que nos bajamos de los árboles. Es posible que la primera vez que un ser humano sintiera los efectos del alcohol ocurriera al consumir las frutas caídas de los árboles que, con la humedad del suelo, fermentaron de forma espontánea.

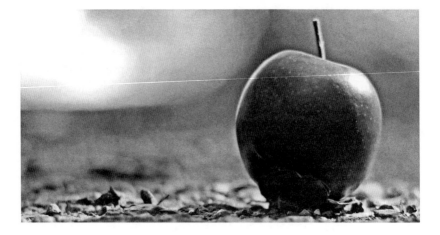

En los climas cálidos, los primeros humanos verían las transformaciones que aparecían en los trozos de carne que se secaban al sol o con la proximidad del fuego.

El descubrimiento de las salazones se produciría cuando algún trozo de carne o pescado quedara olvidado sobre alguna piedra de sal y una vez en cierto modo salazonada, comprobaran que podían mantenerlo mucho tiempo comestible.

Y la leche que no les daba tiempo a consumir a veces quedaría inservible, pero en algunas ocasiones en las que se acidificaba tendría sabores aceptables a los que se fueron habituando y terminaron por apreciar.

Quizás se dieran cuenta de que reservando el recipiente que presentaba una fermentación a su gusto y mezclando una pequeña cantidad de esa leche fermentada con la del siguiente ordeño, conseguían que el resultado de la fermentación fuera siempre agradable. Así descubrieron el yogur.

Para el pan, no sería necesario discurrir mucho. Sería suficiente con que permaneciera un tiempo la harina mojada y amasada a temperatura media. Las levaduras y lactobacilos que contiene de forma natural entrarían en escena y harían crecer la masa, otorgando propiedades organolépticas, y permitirían que aquella torta insípida y dura de antes se convirtiera en un pan esponjoso y apetitoso.

También las primeras cervezas serían el resultado de fermentaciones de la cebada que, humedecida, quedara olvidada en algún recipiente.

En los primeros casos en los que aparecieran las fermentaciones de forma espontánea, al no buscarlas a propósito, debió suponer más de una frustración ante un alimento que al comensal le parecería estropeado.

Como veremos más adelante, la cerveza que tomaban los egipcios aportaba ya una gran cantidad de probióticos, dado que entonces no se sometía al tratamiento térmico posterior a la fermentación. No es el caso de la mayoría de las cervezas industriales actuales que, debido a la pasteurización a la que son sometidas, no presentan ningún microorganismo fermentativo activo cuando llegan al consumidor.

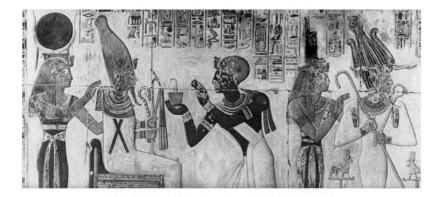

En cuanto a las verduras, no es difícil pensar que se les fermentarían tras algunos días guardadas con algo de sal. De esta forma descubrieron que podían preservarlas durante mucho tiempo comestibles, para consumirlas en periodos en los que no tuvieran acceso a la verdura fresca.

Se adaptarían así a los distintos matices de sabor y textura que aparecían en la transformación, propiciados por el resultado del metabolismo de las bacterias lácticas. Incluso esos cambios organolépticos terminaron por ser buscados y preferidos antes que el alimento en su estado natural. Sin ser conscientes de ello, aprendimos a dirigir las fermentaciones seleccionando los tipos de bacterias que nos resultaran más interesantes. Conseguimos así unas preparaciones con las características organolépticas apreciadas, manteniéndolas de una fermentación a otra. Para conseguirlo bastaba con reservar pequeñas cantidades de los alimentos que habían fermentado de la forma deseada y añadirlas al inicio de las fermentaciones siguientes.

Prácticamente es lo mismo que ahora se hace para la producción del pan con «levadura madre», se le añade porciones de masas anteriores para propiciar la fermentación. Y esto se publicita como un gran adelanto en la producción del pan, alegando que la fermentación es más natural que si se utiliza la levadura industrial. Aunque como veremos más adelante, el empleo de levaduras o bacterias, seleccionadas a propósito para que permitan una fermentación controlada, no va en detrimento de la cualidad más o menos «natural» del alimento resultante.

Y así los productos fermentados se fueron ajustando a los parámetros requeridos en cuanto a sabores, texturas o aromas. Pero también es posible que se seleccionaran aquellos fermentos cuyo consumo proporcionara algún bienestar físico. Serían los casos en que los consumidores pudieran asociar el beneficio para la salud a una preparación determinada.

Los alimentos fermentados nos han acompañado desde el Neolítico

En cualquier continente se han consumido alimentos fermentados desde siempre. Existen datos de alimentos fermentados de forma consciente desde hace más de 7000 años en China y más de 3000 en el antiguo Egipto, donde en las tumbas ya se representaba la fabricación del queso. En Sudamérica se conocían desde hace más de 2000 años, mucho antes de que los españoles llegásemos allí.

Hay referencias al empleo de alimentos fermentados como remedios medicinales desde hace milenios y se sabe que se consideraban sagrados en diferentes religiones. Y es que, curiosamente, sociedades que no tenían relación entre sí desarrollaron ancestralmente cada una sus métodos propios para fermentar alimentos. Esto se debe a que es un proceso natural que se dio en todas las circunstancias en las que los microorganismos contaron con ambientes propicios. Para obtener los beneficios de los alimentos así procesados, lo único que tuvo que hacer el hombre fue adaptarlo según su criterio y experiencia.

Respecto a la selección de los microorganismos más apropiados, recorrimos una andadura similar a lo que se hizo con los animales y las plantas; los ganaderos y los agricultores seleccionaron los que presentaban unas características más interesantes para su utilización.

En el inicio, el hombre se limitó a consumir aquellos alimentos que tenía a mano tal cual los encontraba en su estado natural. Comimos huevos de los nidos, bebimos la leche de alguna hembra salvaje cazada siendo lactante y aprendimos a valorar las semillas de plantas silvestres en nuestra faceta de cazadores-recolectores. Pero después, cuando aparecieron los asentamientos de agricultores y ganaderos, supimos con el tiempo seleccionar las gallinas más ponedoras, las vacas más lecheras, las semillas más resistentes a los inviernos o a las sequías… También fue así como se inició la selección según los mandatos del paladar. De esta forma, se escogían para reproducción aquellos que presentaban las características más beneficiosas para su cría y consumo. En los animales se podía valorar su aspecto físico o su carácter. Esto permitía la selección como reproductores de aquellos individuos que se ajustaban a las particularidades que mejor se adaptaran a nuestras necesidades de leche, carne, trabajo o compañía.

Igual ocurrió con las plantas que se utilizaron en la agricultura. Las semillas para la siembra se fueron escogiendo y así han llegado hasta nosotros las variedades de plantas que actualmente nos alimentan. Del mismo modo, aprendimos a seleccionar y dirigir las fermentaciones para conseguir los cambios en los alimentos que los hacían más apetecibles, alargando además la vida útil.

Con los fermentos vino a pasar más o menos lo mismo: aprendimos a seleccionarlos. A los animales los podíamos ver y observar, pero en el caso de las fermentaciones, las bacterias eran unas absolutas desconocidas. No teníamos la menor idea de que existían. Se debió actuar por una necesaria deducción aplicando el proceso de prueba-error.

Vieron que allí había algo que transformaba el alimento y que, según la temperatura, el sustrato, el tiempo transcurrido, etc., se adquirían unos resultados u otros. Debieron de atisbar que era algo vivo y que, como cualquier ser viviente, nacía, crecía, se multiplicaba y, en algunos casos, se degradaba y dejaba de estar activo. Y empezaron a seleccionar, manteniendo una pequeña parte del fermentado del día anterior para utilizarla en la siguiente producción.

Para hacer yogur o kéfir bastaba con no limpiar de un día para otro las tinajas donde iban echando la leche fresca, cuando el producto resultante fuera de su agrado. Para el pan guardaban una cantidad de masa del día anterior o varios días anteriores, según la fuerza que le quisieran dar (levadura madre). Con los vegetales sería suficiente con no limpiar bien el recipiente antes de poner la nueva verdura y echarle un poco de jugo procedente de la que ya estaba fermentada.

Seguramente también debieron percibir que el pan horneado y la leche o las verduras una vez cocidas ya no servían como fermento madre. Ni se imaginaban que se debía al hecho de haber eliminado, mediante el calor, los microorganismos que habían originado esas fermentaciones.

Hoy en día, una vez conocidos los más idóneos, se han seleccionado los tipos de cepas o estirpes según las necesidades que deban cubrir. Ya hay una gran oferta de microorganismos fermentativos que se comercializan para las producciones de yogur, quesos o embutidos. Se presentan desecados por liofilización, muy fáciles de activar y extraordinariamente útiles para conseguir productos finales con las características adecuadas. Las grandes firmas mantienen sus propios bancos de microorganismos, que utilizan para crear su gama de preparados con características exclusivas y muy definidas.

La fermentación como conservante y fuente de salud

Fermentar un alimento, en un principio, tuvo como fin primordial mantenerlo comestible para conseguir preservar los excedentes y extender su consumo a momentos de posterior escasez.

Como hemos visto, mediante la fermentación el alimento sufre una serie de cambios físicos y químicos en cuanto a sabores, colores, aromas y texturas. Estas transformaciones se deben a los procesos enzimáticos y a las bacterias fermentativas. Los alimentos fermentados no solo aportan al consumirlos una gran variedad de microorganismos probióticos. Se ha podido comprobar que la matriz del alimento fermentado protege a estos microorganismos propiciando y mejorando su supervivencia.

También los cambios producidos en las fermentaciones nos permitieron asimilar una serie de alimentos que en su estado natural nos eran muy indigestos. En los albores de la humanidad, cuando aún no se conocía el fuego, digerir cereales tal como se encuentran en estado natural les sería francamente difícil. Los cereales, en general, son un alimento que sin una cocción previa resulta de difícil asimilación para nuestro aparato digestivo. Necesitamos modificarlos para acceder a los nutrientes contenidos en ellos. Hay dos formas de hacerlos digeribles: el calor o la fermentación.

La fermentación de los granos de cereales se puede producir de forma espontánea, si se humedecen convenientemente y si cuentan con temperatura propicia. Y es que los microorganismos fermentativos se encuentran de forma natural en el ambiente. No es difícil imaginar que los homínidos ancestrales tuvieran acceso a granos fermentados cargados de levaduras y demás microorganismos que realizaron aquellas fermentaciones.

Si se producían en presencia de oxígeno, el resultado sería un alimento medio digerido y con una cierta acidez. Pero si por alguna circunstancia, tras la fermentación láctica, el cereal permanecía fermentando sin aireación, aparecerían las levaduras productoras de alcohol. De esta forma accidental, es posible que aparecieran las primeras borracheras. Pero eso sí, en ambos casos, con una carga de saludables probióticos que, de esta forma, pudieron ayudar a mantener una microbiota diversa y activa. Y aquellos invisibles fermentadores de alimentos pasaban a formar parte así de nuestra flora intestinal.

Para considerar una cepa como probiótico es necesario que se ingiera en la cantidad, variedad y vitalidad adecuadas. Esto aportará al huésped consumidor una serie de importantes beneficios para su salud que todavía no están suficientemente estudiados. Numerosas investigaciones apuntan a la gran importancia que suponen en nuestra existencia. Pero se tiene ya la certeza de que sin ellos no seríamos lo que hoy somos y que la alteración de nuestra microbiota coincide con muchas de las enfermedades físicas y mentales que nos aquejan.

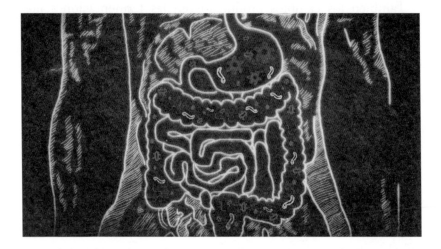

«El intestino contiene un ecosistema microbiano complejo y dinámico, con elevadas densidades de microorganismos, que aportan varios gramos de bacterias colonizando el lumen colónico y, por tanto, afectando la homeostasis del huésped»[13].

13   GUARNER, F. y MALAGELADA, J. R. (2003). «Gut flora in health and disease». *The Lancet*. https://www.thelancet.com/journals/lancet/article/PIIS0140-6736 (03)12489-0/fulltext [Consulta: 4 de diciembre de 2021].

Todos estos microorganismos tan beneficiosos son los primeros que colonizan el intestino tras el nacimiento, y también los recibimos con la leche materna. Ellos son los que nos van a aportar grandes beneficios para la salud. Pero no solo pueblan nuestro intestino.

En la cavidad bucal también existen varios géneros bacterianos que están en todo el interior de la boca, las mejillas, el paladar, la lengua, la superficie dental… Se conoce como microbiota oral a esta comunidad de bacterias. Nacemos con una variedad concreta que nos aporta nuestra madre y que en el transcurso de nuestra vida va cambiando influenciada por los alimentos y medicamentos que tomamos, por la higiene que mantengamos en nuestra boca e incluso por los besos que demos o recibamos, en los que entren en contacto la saliva de ambos.

Y así, aparte de la diversidad bacteriana y la variabilidad individual de cada persona, la microbiota intestinal humana difiere cuantitativa y cualitativamente a lo largo del tracto gastrointestinal.

A lo largo de este recorrido vamos a conocer más a fondo a estos seres microscópicos de tamaño, pero que resultan grandes protagonistas para nuestra salud. Y que, si tenemos esa suerte, los estaremos ingiriendo durante toda nuestra existencia. Confío en que el lector, al final de este recorrido, conozca mejor la manera de conseguir una flora intestinal variada y sana y tenga más referencias sobre su existencia. Pero también veremos cómo nuestra salud se resiente a muy diferentes niveles cuando estos microorganismos dejan de estar fuertes y saludables.

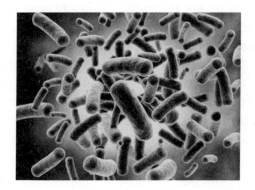

De entre todos estos microbios, destaca por derecho propio un grupo de bacterias que con frecuencia ejercen de elementos fermentativos. En particular, nos ocupará especialmente un grupo de bacterias muy habitual y quizás el más activo. Nos referimos a las bacterias ácido-lácticas (BAL). Una serie de gérmenes que comprende varios géneros cuyas características metabólicas son comunes. Pero la característica más significativa es que, como resultado de la fermentación de los carbohidratos, producen principalmente ácido láctico y así acidifican el alimento que están metabolizando, produciendo una importante bajada del pH. Vistas al microscopio, generalmente presentan formas redondeadas o de bastoncillos (cocos o bacilos). Es importante que sepamos que no son esporulados, o sea, que no aguantan temperaturas elevadas, mueren a partir de los 60 °C aproximadamente. Por lo tanto, debemos saber que si cocinamos los alimentos que las contienen, las habremos desactivado y habremos perdido los beneficios que entrañan. Sin embargo, como buenas productoras de ácido, las BAL aguantan muy bien la acidez. Algunas incluso pueden crecer en alimentos con valores de pH tan bajos como 3.2. Esto hace que puedan prevalecer sobre otras bacterias, en particular sobre las bacterias patógenas, que no están cómodas en alimentos con una acidez tan alta. Las maravillosas BAL se encuentran de forma natural en la leche de madres lactantes, en las plantas, en las carnes…, siempre esperando la oportunidad para iniciar su particular proceso de fermentación si les damos tiempo y temperatura suficientes.

Su labor consiste en oponerse a otros agentes responsables de la descomposición de los alimentos. Utilizan como arma principal los ácidos que generan al metabolizar los carbohidratos existentes en el alimento en el que se hospedan. Más aún, algunas BAL son productoras de toxinas que utilizan como armas biológicas para obstaculizar la acción de los microorganismos patógenos. La mayoría de cepas encontradas en los alimentos fermentados y considerados como probióticos pertenecen a estos grupos de bacterias ácido-lácticas, principalmente a los géneros *Lactobacillus* y *Bifidobacterium*.

CAPÍTULO 5

¿Los alimentos fermentados con probióticos activos se pueden considerar alimentos funcionales?

Veamos una definición:

> «Se considera como funcional cualquier alimento que proporcione un beneficio para la salud superior al que aportan los nutrientes tradicionales que contenga»[14].

O también esta otra definición:

> «Se consideran alimentos funcionales los que además de su valor nutricional, proporcionan beneficios sobre una o más funciones del organismo, aportando refuerzo para la salud y reduciendo así el riesgo de enfermedad»[15].

La Unión Europea ya ha detectado un claro interés por estos alimentos. Por ello, desde hace unos años, viene desarrollando un proyecto denominado FUFOSE (siglas en inglés de «Ciencia de los Alimentos Funcionales en Europa»), para implementar y

---

14   THOMAS, P.R. y EART, R. (1994). «Enhancing the food supply». En *Opportunities in the Nutrition and Food Sciences*: 98-142, Washington D.C, National Academy Press.

15   INSTITUTO OMEGA 3. *Guía de alimentos funcionales.* https://www.fesnad. org/resources/files/Publicaciones/guia_alimentos_funcionales.pdf [Consulta: 15 de diciembre de 2021].

regular las pruebas científicas necesarias que apoyen el efecto beneficioso de estos productos alimenticios previamente a su oferta al consumidor. De hecho, hay en vigor un reglamento comunitario para normalizar los mensajes sobre las propiedades nutricionales y saludables de los alimentos en general, para la protección del consumidor. Pero los más relevantes de este grupo de alimentos y de los que se tiene la más sólida evidencia científica son los portadores de probióticos y prebióticos.

Ya hay suficientes estudios que determinan cómo la ingesta de alimentos que contienen elementos probióticos activos aporta una serie de efectos beneficiosos para el organismo:

- Previenen el estreñimiento y la diarrea.
- Disminuyen la presión sanguínea y el colesterol plasmático.
- Favorecen la mineralización ósea.
- Tienen propiedades protectoras frente al cáncer de colon.
- Reducen los síntomas de la inflamación intestinal.
- Son útiles en la prevención y tratamiento de efectos secundarios debidos al consumo de antibióticos.
- Estimulan el sistema inmune.

Por tanto, parece poco discutible que los alimentos portadores de microorganismos probióticos activos, como los que se someten a procesos de fermentación y curación, deban valorarse dentro de la alimentación funcional.

La definición deja muy claro que los alimentos funcionales son siempre «alimentos» y que, por tanto, deberían formar parte de la dieta habitual y estar incluidos en un patrón normal de alimentación.

CAPÍTULO 6

El concepto de probiótico. El científico ruso que descubrió las bacterias ácido-lácticas (BAL)

El científico ruso y premio nobel Elie Metchnikoff (1845-1916) planteó la hipótesis de que el consumo de productos lácteos fermentados suponía una mejora para la salud y él sospechó que esa era la causa de la conocida longevidad de los campesinos búlgaros.

Observando a los campesinos del Cáucaso, Metchnikoff pudo ver cómo, mediante la fermentación, unas bacterias se multiplicaban en la leche y eran capaces de acidificarla al transformar la lactosa en ácido láctico.

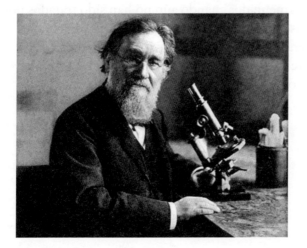

El resultado era un alimento más espeso, de intenso sabor ácido, y que permanecía inalterado un largo periodo de tiempo. Con dicho proceso, conseguían estabilizar el producto en los momentos en que la producción era más elevada, para consumirlo cuando hubiera escasez. A aquel alimento resultante lo llamaban *ayrag*, y de él proceden lo que ahora conocemos como el yogur y el kéfir.

Este científico concluyó que aquellas bacterias eran beneficiosas y que si se ingerían mediante el consumo de esas leches fermentadas, serían antagonistas de las bacterias perjudiciales en el intestino y supondrían un obstáculo para el desarrollo de estas.

De esta forma, Metchnikoff fue pionero al estudiar y presentar publicaciones sobre la posibilidad de fortalecer nuestra microbiota intestinal con la aportación de bacterias fermentativas. Es lo que ahora conocemos como probiótico (a favor de la vida). Cabe señalar que contó con el patrocinio de Luis Pasteur en sus estudios sobre microbiología.

Y paradójicamente, cómo veremos más adelante, Pasteur fue el precursor del uso de la temperatura para detener los procesos fermentativos. Él fue el impulsor de la pasteurización, tan útil en algunos casos para, por ejemplo, tratar por calor la leche, los huevos líquidos… También dio a conocer los efectos del crecimiento bacteriano en los alimentos. Pero, por otra parte, los tratamientos térmicos eliminan a los probióticos activos que contienen los alimentos fermentados cuando aún no han sido tratados por calor. Y esto supuso una gran pérdida para nuestra microbiota.

Hubiera yo dado años de mi vida por presenciar una conversación entre estos dos científicos viéndolos intercambiar opiniones al respecto.

CAPÍTULO 7

Los alimentos fermentados en la dieta mediterránea

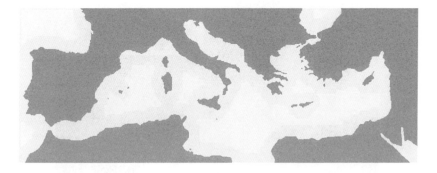

Antaño la ingestión de microorganismos fermentativos, en general, y de bacterias lácticas, en particular, era muy común en la dieta mediterránea. Gran cantidad de preparaciones contenían estos gérmenes gracias a los procesos de fermentación y curación de los alimentos que los habitantes de estas latitudes se vieron obligados a implementar en pos de la conservación de los mismos.

Pensemos que los climas cálidos mediterráneos facilitan el desarrollo de los microorganismos que ocasionan la degradación de los alimentos. Y, en aquellas épocas en las que aún no se disponía de sistemas de refrigeración para mantener largo tiempo los alimentos comestibles, solo era posible contar con la curación y la fermentación para conseguirlo. Además, gracias a que la mayoría de estos alimentos curados o fermentados se consumen sin cocinado previo, ha sido posible la ingesta de importantes cantidades de probióticos activos.

Pero de un tiempo a esta parte, hay poca concienciación sobre la importancia de preservar la presencia de estos probióticos en los alimentos fermentados y sobre sus importantes repercusiones en la salud de los consumidores. Sabemos que en muchos casos, por las necesidades de la comercialización, se están destruyendo a través de tratamientos industriales con el fin de desactivarlos. Y es que, como veremos, en los sistemas actuales de distribución y venta los probióticos resultan molestos. Todo sea en honor del *marketing*.

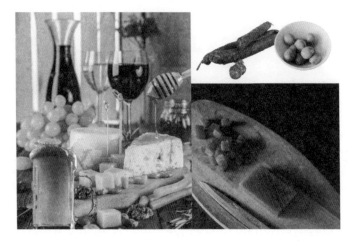

La lista de alimentos fermentados incluidos en la dieta mediterránea y, como consecuencia, portadores de probióticos activos, es muy extensa. Eso sí, permanecerán vivos siempre y cuando no se les maltrate hasta ocasionar su desactivación:

- Todos los embutidos crudos curados (chorizo, salchichón, morcillas no cocidas, fuet, salami…).
- Todos los salazones (jamón, tocino curado, panceta curada, mojama, huevas en salazón, sardinas, bacalao…).
- Todos los encurtidos vegetales (aceitunas, pepinillos, ajos, zanahorias, berenjenas…).
- El vino, sin tratamiento térmico.
- La cerveza artesanal sin pasteurizar.

CAPÍTULO 8

Los tártaros se abastecían con la leche fermentada de sus yeguas y la carne curada de los caballos

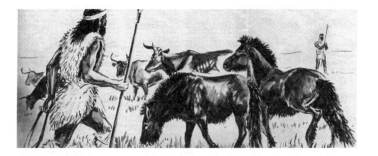

Los tártaros se abastecían con la leche fermentada de sus yeguas y la carne curada de los caballos. ¿Quizás su sistema de alimentación contribuyó a sus conquistas?

Los caballos fueron domesticados mucho antes que los animales rumiantes. «La domesticación del caballo se produjo hace aproximadamente 5500 años en el Kazajstán actual»[16]. Se utilizaron para el consumo de su carne, como elementos de transporte y para la guerra. Estos animales, una vez domesticados, hicieron posibles los intercambios comerciales. Esta comunicación que

---

16   LIBRADO P. *et al.* (2016). «The evolutionary origin and genetic makeup of domestic horses». *Genetics.* 204: 423-434.

supuso el comercio produjo un creciente trasvase de ideas. Pero debemos destacar que una de las mayores aportaciones que el caballo hizo en favor de la humanidad fue la fermentación de leche de las yeguas, que fue la precursora de lo que hoy conocemos como yogur, un producto que se empezó a conocer en las zonas del Cáucaso donde se criaba este animal.

Las primeras fermentaciones lácteas de las que se tiene noticia son de la leche de estos animales. Curiosamente la leche de yegua es muy similar a la leche humana, respecto al contenido de sus nutrientes. Tiene micronutrientes (hierro, zinc, cobre, manganeso) y también es rica en vitaminas A, D, E, C, K, B6, B12, B1-2-3-5, que son consideradas como vitaminas esenciales. Y, en cuanto a los minerales, aporta calcio, fósforo, sodio y magnesio.

En el Asia central, los ganaderos nómadas que recorrían sus estepas consumían la leche fermentada de diferentes formas. La leche de las yeguas fue de gran importancia para aquellas tribus en las que el discurrir de la vida debía de desarrollarse en unas condiciones muy adversas, como son las de los territorios que habitaban, de naturaleza muy agreste. De cara a sus incursiones guerreras, desplazarse sin cargas de intendencia los convertía en ejércitos rápidos e imprevisibles. Se sabe que los tártaros consiguieron imponerse invadiendo la mitad del mundo entonces conocido. Un factor importante de su éxito, al parecer, tuvo que ver con la eficacia y rapidez de sus desplazamientos.

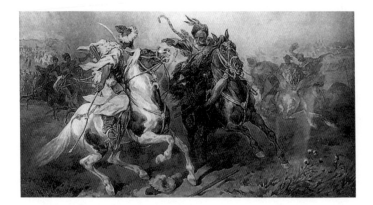

Era una época en la que la movilidad de los ejércitos dependía del transporte animal y eso hacía complicado contar con una impedimenta numerosa para resolver la alimentación del ganado y la tropa. Pero ellos supieron cómo hacer ligero el equipaje. El arquitecto y cartógrafo franco-polaco Guillaume Le Vasseur Beauplan (1380-1440) describe en su libro *Description d'Ukranie:* «Cuando se encontraban en un viaje rápido, envolvían en un lienzo carne cortada en rodajas finas colocándolas debajo de la silla de montar y cuando tenían hambre las sacaban y se las comían»[17].

Lo cierto es que la carne así tratada quedaba lista para ser consumida en cualquier momento, sin necesidad de detenerse para hacer fuego y ni siquiera bajarse de la montura.

De hecho, cuando la rapidez del desplazamiento lo requería, eran capaces de dormir sobre sus caballos en plena marcha. Detalla así este cartógrafo que los cosacos de Zaporozhia que lucharon en el ejército tártaro introducían los filetes de carne entre el caballo y la silla de montar. Y él estima que era para… «quitarles la sangre y ablandarlos de una forma más rápida»[18]. Pero creo que el escritor no era consciente de la consecuencia real de ese procedimiento.

También el antropólogo norteamericano, Marvin Harris, al referirse a las costumbres alimentarias de los tártaros escribe:

Los guerreros de Gengis Kan podían recorrer fácilmente 150 km diarios. Durante las marchas forzadas subsistían gracias a la sangre de sus caballos. Cada guerrero, que viajaba con una recua de 18 caballos, abría una vena en un animal distinto con un intervalo de 10 días: los caballos que no podían resistir el ritmo eran comidos.

Y aquí tenemos un caso claro de importante producción de probióticos sin que tuvieran la más mínima sospecha de lo que

---

17   LE VASSEUR DE BEAUPLAN, G. (2002). *Description d'Ukranie.* Editions L'Harmatta.

18   LE VASSEUR DE BEAUPLAN, G. (2002). *Description d'Ukranie.* Editions L'Harmatta.

estaba pasando con la carne que ponían entre la silla de montar y el lomo de sus caballos.

Y es que si analizamos detenidamente estas adaptaciones alimentarias que les permitieron nutrirse sin complicadas intendencias, podemos descubrir una serie de ventajas nutricionales que, quizás, ni los mismos tártaros detectaron. En realidad, estaban consiguiendo una importante fuente de probióticos. Según dice el antropólogo norteamericano: «Los caballos que no podían resistir el ritmo eran comidos». Parece lógico que, cuando un caballo era sacrificado, parte de su carne la consumirían en el momento del sacrificio, pero parece ser que una parte importante la cortaban en tiras o tasajos, que colocaban entre la silla de montar y el caballo.

Veamos de qué forma el gran protagonista fue el abundante sudor del caballo… y algo del sudor del jinete. Las vacas y ovejas regulan su temperatura mediante las almohadillas que tienen en las patas y los cánidos utilizan su lengua y el jadeo constante para bajar la temperatura corporal que se eleva a consecuencia del ejercicio. Pero el caballo, al igual que los humanos, regula su temperatura corporal mediante la transpiración y emite así abundante sudor. Ese fluido generado por las glándulas sudoríparas está compuesto principalmente por agua en la que se encuentran disueltas una serie de sales minerales. Pero es significativo destacar que el mayor porcentaje pertenece a dos elementos primordiales: cloruro sódico y ácido láctico. Analicemos qué conllevaba la presencia de esos dos componentes.

El ácido láctico

Como ya sabemos, este ácido favorece la prevalencia de las bacterias lácticas sobre los microorganismos responsables de las putrefacciones. Ya hemos visto que en toda fermentación, las bacterias lácticas, mediante su metabolismo, transforman los azúcares, que de forma natural se encuentran presentes en los alimentos, generando de esta forma ácido láctico.

En particular, en el tejido muscular se encuentran ciertas cantidades de glucógeno que el animal usa como combustible. Esto supone también una aportación de azúcares a disposición de las bacterias lácticas, tras producirse el sacrificio del animal. Ese azúcar, que supone el glucógeno, les sirve a las bacterias para bajar el pH y acidificar así el medio en el que se encuentran, que les sirve de sustrato. La aportación de ácido láctico como componente del sudor también colaboraba para que esas otras bacterias competidoras y generadoras de putrefacciones, al encontrarse en un medio ácido que les era absolutamente adverso, no pudieran competir y frenara el desarrollo de las bacterias lácticas. Estas bacterias, al fermentar la carne, inducían el proceso de curación, haciéndola así comestible y saludable durante largos periodos de tiempo. Y todo ello favorecido por temperaturas medias, que sería propiciada durante la marcha por la propia temperatura del mismo animal, por el roce de la silla y por la que aportaba el jinete.

El cloruro sódico aportado por el sudor del caballo

El cloruro sódico o sal común es precisamente un elemento favorecedor de las fermentaciones cárnicas. La sal, debido a su facultad para absorber el exceso de humedad, reduce la actividad del agua. Las bacterias causantes de la putrefacción (descomposición) necesitan para su desarrollo una cierta presencia de agua libre (Aw) en el sustrato que colonizar. Son las que ocasionan el deterioro de las carnes, desarrollando un olor, sabor o textura desagradables.

Sin embargo, esta reducción de actividad del agua debida a la presencia de sal afecta en menor medida a las bacterias fermentativas. De esta forma, se ven favorecidas en su pugna por prevalecer en el medio, desplazando así a los microorganismos indeseados. Es el caso del proceso de secado de los embutidos, que debe regularse dentro de unos parámetros definidos. Si es demasiado intenso y rápido, se corre el riesgo de que se forme un anillo exterior que impide la salida pausada de la humedad interior de la carne.

Esto, como hemos dicho, tiene un efecto adverso que puede ocasionar la pérdida del dominio del sustrato por parte de las bacterias lácticas. Pero si es demasiado lento, puede permitir la putrefacción antes de producirse la fermentación de las bacterias lácticas que la impida.

La maceración progresiva con el masajeo de la marcha que se producía entre la silla y el lomo del animal iba regulando la humedad durante las largas cabalgadas. El caballo favorecía dos importantes aportaciones: por una parte, le proporcionaba salazón y acidez con la incorporación de sal y ácido láctico. Y, por otra parte, la eliminación del exceso de humedad, pero de forma paulatina debido a la aportación líquida del propio sudor. Por si todo lo anterior no fuera suficiente, el consumo de la carne de caballo les aportó una serie de ventajas para su vida de guerreros.

La carne de caballo contiene un mineral muy benéfico: es un alimento rico en zinc (100 gramos contienen 4,90 miligramos de zinc). ¿Y en qué ayudaba a estos guerreros el consumo de zinc presente en la carne de sus caballos? El zinc es un elemento que, entre otras muchas funciones, es bueno para el sistema inmunitario y la cicatrización de heridas, y también ayuda a combatir la fatiga. Tres beneficios muy oportunos para unos expedicionarios que estarían expuestos a continuas heridas y fatigas y que, por tanto, requerirían de un sistema inmunitario fuerte.

Todo este conglomerado de circunstancias positivas, unido a las temperaturas medias, que ayudaban al crecimiento de bacterias fermentativas, permitió que los jinetes tártaros dispusieran de una gran ventaja, al contar con un alimento rico en nutrientes muy asimilables y bien provisto de elementos probióticos. No debemos olvidar que el proceso de fermentación lleva implícito que los nutrientes de los alimentos fermentados sean más digeribles y, por tanto, más nutritivos. Parece que hubiera sido imposible encontrar un medio más adecuado para ellos para fermentar la carne o una alimentación más propicia.

Curiosamente, los mongoles no conocían los efectos de la utilización de la sal como conservante. Y no carecían de ella. En Mongolia hay 3500 lagos y la mayoría son lagos salinos. Pero no hay referencias de que emplearan la sal para este menester. Se ve que tenían suficiente con la sal que les proporcionaba el sudor de sus monturas.

Por si les faltaba algo, también tenían yogur de leche de yegua

También disponían de otra gran fuente de bacterias lácticas. Resulta que se les atribuye a los campesinos tártaros la utilización de la leche fermentada que dio lugar al yogur. Según la teoría más extendida, parece ser que en la antigua Tracia —actual Bulgaria— en torno al 4500 a. C. ya conocían los efectos de la fermentación láctica.

En los odres de piel que llevaban consigo, los pueblos nómadas convertían la leche fresca que transportaban en un elemento denso y ácido que podía permanecer mucho tiempo comestible. El calor ambiental y el que les proporcionaban los animales de carga, junto con las bacterias que incluía la leche de forma natural y los microorganismos residuales de la fermentación anterior, que actuaban como fermento madre, propiciaban esta transformación.

Por tanto, parece lógico que cuando esos campesinos de la zona del Cáucaso se pusieran en marcha para convertirse en guerreros, llevaran consigo aquellos sacos de piel de cabra. Se desplazaban con sus caballos y, lógicamente, también contaban con yeguas lactantes. Como veremos más adelante, la leche de la hembra lactante incluye para su cría un compendio importante de microorganismos. Además, también aporta ácidos grasos que son prebióticos. Un paquete destinado a reforzar la flora intestinal.

Esa leche de yegua, cruda y consumida al instante, les supuso una maravillosa fuente de gérmenes probióticos. Estos también ayudaron a reforzar el sistema inmunitario de los organismos de aquellos tártaros. Por otra parte, para conseguir un litro de leche de yegua hay que ordeñarla unas seis veces a lo largo del día. Parece lógico que la mayor parte de la leche ordeñada fuera guardada en los odres de viaje. Y, allí dentro, terminaría por acidificarse y convertirse en una leche fermentada. Esto les permitió disponer de otro gran alimento cargado de lactobacilos que les ayudó también en sus fatigosas campañas.

En resumen, los caballos les permitieron disponer de tres fuentes de alimentos saludables:

- La carne del caballo macerada y fermentada.
- La leche fresca que tomaban cruda recién ordeñada.
- El alimento lácteo fermentado, tras acidificarse la leche que reservaban.

Todos ellos incluían una gran carga de microorganismos beneficiosos, variados y activos. Creo que podemos pensar que estos elementos les permitieron permanecer bien alimentados, fuertes y saludables como para conquistar medio mundo.

Así que debe quedar claro que la preparación culinaria del *steak tartar* (filete tártaro) de hoy tiene poco o nada que ver con lo que consumían los tártaros. El *steak tartar* es una preparación de carne picada que se consume cruda y muy especiada. No recibe ninguna curación o fermentación y, por tanto, no aporta los beneficios del consumo de bacterias probióticas.

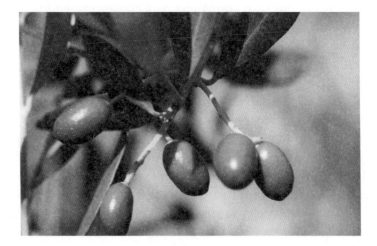

Las aceitunas de mesa, mediante su fermentación para hacerlas comestibles, también se cargan de probióticos que podríamos ingerir activos si las reglas del mercado nos lo pusieran más fácil.

«Fruta en madurar tan larga que sin aderezo amarga,
y aunque se coja una carga, se ha de comer sola una.
¡Ay fortuna, cógeme esta aceituna!»[19].

Conocemos lo importante que es para la economía de nuestro país la producción de la aceituna de mesa. Aquella que no está destinada a convertirse en aceite y que se fermenta y aliña para su consumo. Gran cantidad de sectores se benefician económicamente de este producto, que siempre ha sido básico, al crear necesariamente puestos de trabajo. Su recolección requiere una importante cantidad de mano de obra debido a que deben ser recogidas a mano y de forma cuidada para que no sufran ningún deterioro superficial. La imagen del recolector de aceitunas, una a una y de forma manual, sobre la escalera y con su «macaco» (cestillo) colgado del cuello es parte de las vivencias ancestrales de Andalucía. Una labor que ya debía de ser valorada cuando la antigua Roma dominaba la península ibérica, de donde se proveían de este manjar tan apreciado.

Sin embargo, por desgracia, los elementos más importantes que contienen tras su fermentación no son conocidos por el gran público, ni se hace hincapié en divulgar el beneficio que su consumo supone para nuestro organismo. Pero es importante resaltar que ese beneficio solo se adquiere si se consumen sin haber sido pasteurizadas tras la fermentación, como ocurre con la mayoría que encontramos comercializadas, sobre todo en las de las grandes superficies. Si se pasteurizan para facilitar su comercialización, los microorganismos que se desarrollaron durante el proceso de fermentación se desactivan y ya no pueden reforzar nuestra flora

---

19   LOPE DE VEGA CARPIO, F. (1617). *El villano en su rincón.* Editorial Castalia. N.º 1 edición (23 de julio de 2012).

intestinal. Por ello, las ventajas que aportaron a la salud de nuestros antepasados se nos están negando a nosotros. El tesoro que acompaña a las aceitunas fermentadas es una extraordinaria carga de probióticos en cuanto a cantidad y diversidad.

Esta circunstancia debería ser protagonista de intensas campañas publicitarias propiciadas por los organismos oficiales. Es fundamental que se comprenda el beneficio que supone la ingestión de esas aceitunas curadas y aliñadas, en cuanto a su aportación a nuestra microbiota. Esto haría que se valorase como merece un producto tan importante para nuestra salud y nuestra economía.

Debemos tener en cuenta que hemos de consumirlas cuando están fermentando o una vez fermentadas. Lo más importante es que no hayan sido desactivadas las bacterias que intervinieron en el proceso, para que lleguen al consumidor vivas y activas. Es imprescindible que sea así, para que esos beneficiosos microorganismos puedan cumplir con su inapreciable cometido.

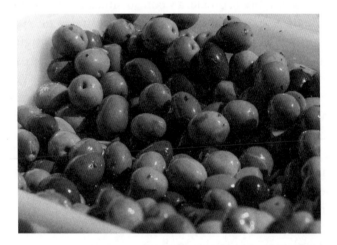

Comprendemos que esto supone una adaptación de los procesos de producción y un ajuste en la logística de distribución, pero no cabe duda de que ayudará a obstaculizar la competencia de otros productores externos para ocupar nuestros mercados. Curiosamente, y aunque no esté suficientemente divulgado entre los consumidores, esto no es algo nuevo. Ya hace años que se viene conociendo su existencia. En Sevilla existe un organismo oficial, fundado a principios de los años cuarenta, que ha venido trabajando para dar a conocer la biotecnología de las bacterias lácticas responsables de la fermentación vegetal y, muy particularmente, la de las aceitunas de mesa. Se trata del Instituto de la Grasa. Allí los científicos han llegado a seleccionar cultivos iniciadores no solo para controlar y mejorar la fermentación de las aceitunas. Sus estudios también les han permitido conseguir las cepas adecuadas para otros vegetales fermentados. Una tecnología que no está suficientemente valorada. Una alta diversidad de gérmenes seleccionados entre los probióticos más efectivos supone una importante fuente de efectos saludables para los consumidores de aceitunas de mesa, si se consigue que se mantengan activos hasta su ingestión. El trabajo de los investigadores de ese organismo debería estar más reconocido por su aportación al cultivo y selección de probióticos.

CAPÍTULO 9

Las aceitunas, fuente ancestral de probióticos y prebióticos

En la actualidad, las aceitunas de mesa se consumen como acompañantes de otras viandas. No han merecido ser consideradas como un plato en sí mismas. Se presentan siempre acompañando a los platos principales en las comidas, como aperitivo o incorporadas como un ingrediente más en ensaladas. Y por desgracia, salvo honrosas excepciones, la mayoría de las veces ya pasteurizadas y con la fermentación desactivada.

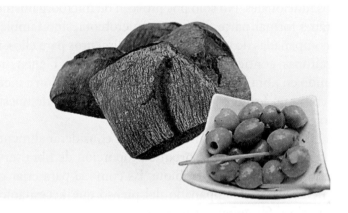

Pero hubo otros tiempos en los que un plato de aceitunas con pan suponía una comida en sí. Por supuesto, dado que entonces no habían recibido ningún tratamiento térmico que las desactivara, estaban repletas de todos los elementos probióticos activos que habían intervenido en la fermentación. Formaron parte del avituallamiento de los ejércitos, de los barcos de los descubrimientos y no faltaba en ninguna cocina por humilde que fuera. Entonces no eran conscientes de la gran aportación de las aceitunas a la nutrición y la salud. Ahora conocemos lo suficiente para valorarlas.

Gracias a su potencial nutritivo, debemos situarlas como uno de los alimentos funcionalmente más apreciados. Si nos ceñimos solo a su valor nutricional, encontramos que disponen de un elevado contenido en grasas monoinsaturadas. Tampoco es nada despreciable su contenido en la tan necesaria fibra vegetal y la interesante presencia de vitaminas A y E, además de otros compuestos antioxidantes. Pero lo que de verdad hace que se deban considerar como alimentos funcionales es que las aceitunas fermentadas incluyen un considerable aporte de nuestros benefactores microorganismos probióticos. Eso sí, y aun pecando de insistentes, reiteramos que es muy importante que no hayan sido sometidas a tratamientos térmicos en ningún momento de la cadena de producción.

Cumplen con todos los requisitos para ser consideradas alimentos funcionales. No solo nos proveen de microorganismos que entrarán a formar parte de nuestra microbiota, sino también vienen acompañadas de una provisión de alimentos para ellos, ya que las aceitunas contienen elementos prebióticos. Tienen un alto contenido en fibra. Se sabe que esta fibra llega al colon a medio digerir, como un festín para los benéficos ocupantes de nuestro intestino.

Por ello a este componente se le puede considerar alimento prebiótico, puesto que esa importante proporción de fibra servirá de nutriente para nuestra microbiota. Es como si para criar ganado nos lo entregaran acompañado del pienso que necesitamos para alimentarlo y fomentar así su multiplicación y desarrollo, incluyendo los complementos alimenticios necesarios.

Una investigación, publicada en la revista *International Journal of Food Microbiology*, abre la vía para la obtención de aceitunas simbióticas, es decir, alimentos funcionales por sus elevados niveles de fibra y compuestos antioxidantes, además de por llevar adheridos microorganismos probióticos:

> Investigadores del Consejo Superior de Investigaciones Científicas (CSIC) han descubierto que las bacterias del género *Lactobacillus* y levaduras, responsables de la fermentación de las aceitunas de mesa «estilo español», se asocian y se adhieren a la piel de las aceitunas durante este proceso[20].

> Otro de los metabolitos producidos por las bacterias del ácido láctico aislado de fermentaciones de aceitunas que más interés despiertan entre los investigadores son las bacteriocinas. Estos compuestos poseen un espectro de acción antimicrobiana que abarca tanto a patógenos como *Listeria monocytogenes* como bacterias gram positivas que deterioran los alimentos (Yoneyama *et al.*, 2004)[21].

Y este aporte de salud nutricional viene ya de antiguo. Es de imaginar que el primero que intentase comer una aceituna tal cual pendía del árbol debió llevarse una buena decepción. Pero, en algún momento, debieron probar algunas aceitunas que, rotas y caídas en alguna corriente de agua durante unos días, ya no estarían tan amargas. De ahí a los tratamientos que ancestralmente se llevaron a cabo para poder consumirlas solo fue un pequeño paso para el hombre y un gran paso para la diversidad de nuestra microbiota. Tendremos que estar agradecidos al pensador anónimo que investigó cómo conseguir hacerlas comestibles, pues gracias a él, ya hace siglos que los humanos aprendimos a quitarles el mal sabor remojándolas en agua durante días. Aunque es de suponer que este incipiente procesador de aceitunas ni se imaginara que además estaba propiciando el desarrollo de unos maravillosos cultivos lácticos.

---

20   CSIC. «Más cerca de las aceitunas de mesa probióticas». https://www.csic.es/es/actualidad-del-csic/mas-cerca-de-las-aceitunas-de-mesa-probioticas [Consulta: 10 de agosto de 2021].

21   DOMÍNGUEZ MANZANO, J. (2013). *Estudio de las relaciones entre los microorganismos presentes en las fermentaciones de la aceituna de mesa*. Tesis. Depósito de Investigación: Universidad de Sevilla.

Han llegado hasta nosotros escritos con recetas para el aliño de las aceitunas. Tenemos referencias que vienen a demostrar que desde el siglo I d. C. existe ya el consumo de este alimento. Es el caso de un especialista en agricultura, el hispanorromano Columela, un gaditano de entonces (Lucius Junius Moderatus Columella, Gades, Bética, 4 d. C.-Tarento, *ca.* 70 d. C.) que menciona este hecho en sus libros, *De re rustica (Los trabajos del campo)*, escrito hacia el año 42, y *De arboribus (Libro de los árboles)*. El escritor hace referencia a que las aceitunas se sometían a un proceso de curación para su consumo en la época romana. Por otra parte, se sabe que al agua de remojo se le añadían cenizas de leña.

Seguramente, algún otro innovador inconformista se dedicó a hacer ensayos, hasta que se dio cuenta de que la ceniza es alcalina. Al añadirla al agua de endulzamiento de las aceitunas, se reduce de forma importante el tiempo que se tarda en quitar el amargor que las hace incomestibles. Ahora, para conseguir lo mismo, se utiliza la sosa cáustica en lugar de las cenizas. Es más eficaz y más viable, sobre todo cuando el proceso se hace a nivel industrial donde se tratan grandes cantidades de aceitunas.

Sí, ya sé que en este momento algún lector estará pensando en la industria aceitunera como un ente sin alma, que pone su beneficio por encima de la salud de los consumidores, incluyendo productos químicos en los alimentos. Y lo comprendo, vista la mala prensa que las redes sociales se empeñan en mantener contra la industria alimentaria en general.

Más aún si el alimento en cuestión es acusado de ser considerado «alimento procesado» y, por tanto, declarado culpable. Pero, como veremos, no solo no es perjudicial para su consumo, sino que el empleo de la sosa cáustica en el proceso de fermentación hace que las aceitunas así tratadas sean más ricas en probióticos. A las bacterias lácticas, la sosa no les afecta en su crecimiento. Más bien al contrario, siempre y cuando se haga a la dilución debida.

La aceituna, de forma natural, contiene elementos que la protegen del ataque de las bacterias, como suele pasar con otras semillas. En este caso se trata de polifenoles, unos compuestos que también dificultan el desarrollo de esas maravillosas bacterias del ácido láctico. Ojo, decimos que dificultan el desarrollo, no que lo impidan por completo. Y precisamente la utilización de sosa (o cenizas) mediante el curado hace que el estorbo que supone la presencia de esos polifenoles desaparezca. Así que al utilizar la sosa, no solo se acorta el tiempo de tratamiento, sino que quedan mejor preparadas para la fermentación posterior: «Las aceitunas tratadas "al natural" desarrollan mal las cepas de bacterias lácticas, mientras que las aceitunas curadas mediante el sistema del hidróxido sódico terminan resultando óptimas para la fermentación láctica»[22].

Por tanto, y miren por dónde, el uso de la sosa cáustica, que hoy se emplea para sustituir a las cenizas que utilizaban los romanos, permite unas aceitunas con más carga de bacterias beneficiosas para nuestra microbiota. Por otra parte, la sosa que se utiliza en la actualidad y las cenizas que empleaban los romanos también neutralizan un componente responsable del sabor amargo de la aceituna y de nombre raro. Se trata de la oleuropeína. La neutralización de este componente, junto con la eliminación en parte de la acidez, es lo que permite acortar la duración del proceso de endulzamiento.

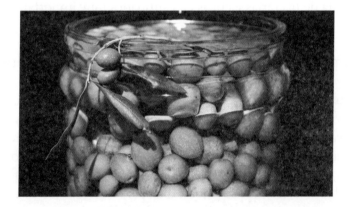

22   DURÁN QUINTANA, M. C., ROMERO BARRANCO, C., GARCÍA GARCÍA, P., BRENES BALBUENA, M. y GARRIDO FERNÁNDEZ, A. (1997). «Bacterias del ácido láctico en la fermentación de aceitunas de mesa». *Revistas CSIC*. Edición 1 Grasas y Aceites (1997, 48, Fasc. 5, 297-311). [Consulta: 12 de septiembre de 2021].

Y en cuanto a la posibilidad de que quede sosa residual en la aceituna terminada, podemos estar tranquilos. La curación de las aceitunas ocurre en realidad mediante un proceso fermentativo debido a las bacterias lácticas. También aquí intervienen esas bacterias que transforman los azúcares y los convierten en ácido láctico. En las aceitunas, como en todas las frutas, se encuentra una cierta proporción de azúcares susceptibles de ser transformados en ácido láctico. Este ácido, generado por las bacterias lácticas, va a neutralizar la sosa que se habrá incorporado en la cantidad justa para que haga su función.

Y no hay que preocuparse por un fallo en la dosificación por la que nos vayamos a intoxicar ingiriendo una excesiva cantidad de sosa. Si así ocurriera, un exceso de sosa haría que las bacterias lácticas no proliferaran y la fermentación no llegaría a producirse. Todo el proceso anterior deja al fruto mucho más permeable al tratamiento con la salmuera que viene a continuación y ayuda a que la fermentación progrese más deprisa. Pero es importante destacar que las aceitunas, cuya curación se ha producido solo con agua y sal y sin añadir sosa cáustica, pueden también contar con la presencia de bacterias lácticas en cantidades muy importantes.

La preparación ancestral de las aceitunas prietas

Esta es una forma de prepararlas que las hace parecerse más a los procesos que se emplean en las salazones como la mojama y el jamón, ya que en vez de salmuera líquida, se cubren con sal sólida. La consecuente deshidratación de esas aceitunas les permitía ocupar menos espacio en los avituallamientos y, por ello, debieron formar parte de los víveres que se embarcaban para las largas travesías. Presentaban una gran ventaja al no necesitar ir bañadas en agua de salmuera, y serían una gran fuente de nutrientes y probióticos.

Parece ser que ya los fenicios las utilizaban en sus viajes. Y una vez más, no llegaron a ser conscientes de que, además de alimento, estaban incluyendo una gran carga de microorganismos que alimentarían la microbiota de los marineros. Está claro que protegieron con ello su salud ante las vicisitudes y privaciones por las que tenían que pasar aquellos antiguos viajeros.

Es una forma de preparación que permite potenciar al máximo la carga de probióticos. En el caso de las aceitunas prietas, el fruto se cosecha en su punto máximo de maduración, negras por completo y ya con una menor cantidad de humedad. La fermentación se produce sin agua, cubiertas por capas de sal. El resultado es una aceituna entera, arrugada por la deshidratación y con un intenso y característico sabor. Y, curiosamente, este tipo de fermentación permite una carga importante y muy activa de estos microorganismos.

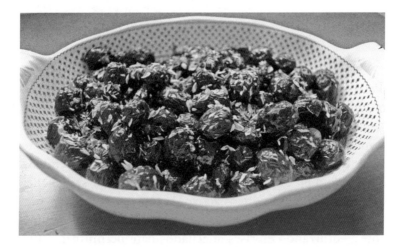

¿Las aceitunas actuales son iguales que las de hace años y siglos pasados? Sí y no. Los tratamientos actuales de curación, en esencia, no difieren mucho de los sistemas ancestrales. Sigue siendo el mismo producto: el fruto del olivo fermentado y conservado en salmuera. Pero el problema aparece tras el tratamiento que se les dé en el proceso de envasado.

Las grandes cadenas de distribución no quieren un producto que, estando vivo y en plena fermentación, dificulte su transporte y comercialización a temperatura ambiente. Lo necesitan estable, y para ello han de someter a las aceitunas envasadas a tratamientos térmicos que desactiven la fermentación.

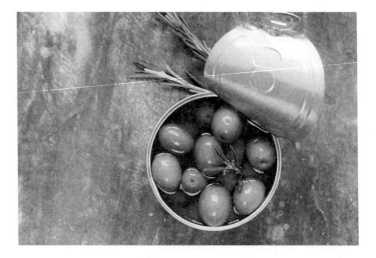

Pero este proceso tiene como consecuencia la eliminación de probióticos activos. Esto podría evitarse si la distribución y venta de estas aceitunas se llevara a cabo dentro de la cadena de frío y con menos sal. Manteniendo el producto refrigerado, las bacterias lácticas quedarían con la actividad atenuada por estar en vida latente y, como en el caso del yogur, el consumidor se beneficiaría con la ingesta de probióticos activos.

También sería posible su comercialización a temperatura ambiente —utilizando envases adecuados para permitir la actividad fermentativa y aceptando las particularidades que conlleva—, pero con la inevitable carga de sal. La distribución en la línea de refrigeración permitiría también comercializar las aceitunas con una carga sensiblemente menor de sal. La sal en la preparación de las aceitunas tiene dos funciones: conservación y aderezo. O sea, salazón y sazón.

Para la conservación, son necesarias salmueras con valores por encima del 4 % de sal. Pero una aceituna aderezada para su consumo solo precisa un 1 % de sal o incluso menos si así lo prefiere el consumidor. Pensemos que los platos cocinados resultan suficientemente sazonados con cantidades de 0,8 a 1 % de sal. Por tanto, en el frigorífico podemos mantener perfectamente conservadas las aceitunas, después de haber bajado la concentración de sal, cambiándoles el agua y haciéndolas así más saludables. De esta forma, el único inconveniente que para algunas personas tiene el consumo de aceitunas, como es el exceso de sodio, queda soslayado en cierto modo. Sería de interés estudiar las posibilidades que tendría la comercialización en refrigeración de aceitunas fermentadas y envasadas, con los microorganismos fermentativos activos, lo que, por otro lado, permitiría mantener una baja cantidad de sal.

CAPÍTULO 10

Los probióticos en las fermentaciones de vegetales. Diferencias entre encurtidos y fermentados

Tanto los fermentados vegetales como los encurtidos deben haber pasado por un proceso previo de fermentación. En ambos casos las bacterias lácticas generan una cierta cantidad de ácido provocando así un pH bajo en el alimento. Esto hace inviable el crecimiento de microorganismos capaces de degradar los nutrientes. Los alimentos se mantienen suficientemente estables con ese ácido láctico generado por las bacterias. Estas bacterias supervivientes son los microorganismos probióticos que permanecerán activos y que luego podremos consumir. Pero la mayoría de los encurtidos que encontramos en el mercado son acidificados añadiéndoles vinagre y, en general, se pasteurizan. De esta forma, todos los gérmenes que hicieron posible la fermentación, más los que pudiera haber aportado el vinagre, resultan inactivados.

El proceso de fermentación de los vegetales se inicia desde el momento que han sido separados de la planta y troceados. Si es una lactofermentación adecuada, serán las bacterias lácticas, presentes de forma natural en los vegetales, las que empiecen a metabolizar los azúcares y almidones, generando poco a poco el ácido láctico preciso. Esta acidificación natural del alimento es la que evita que otras bacterias que degradan los vegetales puedan desarrollarse en él.

En la mayoría de las grandes superficies se comercializan como encurtidos alimentos vegetales envasados que no han sido fermentados, a los que se añade vinagre para crear la acidez. Y en otros casos se trata de alimentos fermentados pero que han sido tratados por calor y, por tanto, se han desactivado los probióticos que contenían. Este es el caso de las aceitunas, a las que les hemos dedicado todo un capítulo.

El chucrut o el kimchi, que son coles fermentadas, se hacen añadiendo algo de agua con sal y dejando actuar a las bacterias que están en la col de forma natural. Siempre que no se hayan eliminado con desinfectante o exceso de lavado. En el caso de los encurtidos, como los pepinillos o las alcaparras, en la fermentación ya se incluye, además, una parte de vinagre.

Los procesos de fermentación de los vegetales debieron ser descubiertos, como tantos otros, también de forma accidental. En un principio, esos vegetales que se habían reservado para ser consumidos en días posteriores —la mayoría de las veces—, si no se ingerían en un tiempo prudencial, y dependiendo del clima del momento, se pudrirían y quedarían, por tanto, incomestibles. Pero, en cambio, en algunas ocasiones verían que la transformación producida no los hacía demasiado desagradables al gusto. En esos casos aparecería un sabor tirando a ácido que ya les sería familiar por el consumo de algunas bayas y frutas. Si a algunos de los vegetales almacenados les añadieron algo de sal, verían que el resultado final del alimento fermentado sería más agradable.

A partir de ese momento, no debió ser difícil para aquellos seres humanos primitivos llegar a conclusiones lógicas. Siempre hemos contado con un fabuloso instinto que nos ha permitido indagar en nuestro entorno. Es lo que nos ha hecho progresar desde los primeros tiempos.

Algunos autores atribuyen el primer uso de la col fermentada a los trabajadores de la muralla china. Pero no creo que la humanidad tardara tanto en darse cuenta de que controlando y dirigiendo las fermentaciones vegetales podían contar con alimentos frescos en las épocas del año en las que estos no se encontraban disponibles en su territorio. Desde luego, aquella magna edificación debió contar con mano de obra resistente a las duras condiciones de trabajo a las que eran expuestos. Y, seguramente, los probióticos aportados por los alimentos fermentados de entonces debieron ayudar y mucho.

Imaginemos por un momento a aquel ejército de operarios que se iba desplazando lentamente a medida que iba avanzando la construcción. En general, se trataría de un entorno árido y despoblado donde no podrían contar con muchas posibilidades de disponer de alimentos frescos. Es fácil deducir que la mayor parte de su alimentación también debió ser constituida por alimentos fermentados. De esta forma, sería posible su transporte a zonas remotas desde los puntos de producción del alimento. Incluso es probable que el proceso de fermentación se viera favorecido durante el periodo de tiempo que duraba el trayecto. Se sabe que los chinos han utilizado de forma eficaz, y desde muy antiguo, los procesos fermentativos para conservar alimentos. Por tanto, no es descabellado pensar que los probióticos también tuvieron mucho que ver en la creación de esa magna obra humana que despierta la admiración de todo el que la conoce. Y por supuesto, no eran los únicos.

Plinio el Viejo (siglo I), historiador romano, en sus escritos de la *Historia de los pueblos bárbaros del norte*[23], cuenta cómo aquellos eslavos antiguos ya se alimentaban de col que fermentaban a propósito.

Más adelante, en 1772, el capitán inglés James Cook supo utilizar las ventajas de este alimento como medicina, ya que evitaba la muerte por escorbuto que sufrían los tripulantes al no disponer durante semanas de alimentos frescos. Y forjaron un imperio mediante la conquista de los mares. Es posible que hoy no sufriéramos la imposición mundial del idioma inglés si la presencia de los probióticos en el chucrut no les hubiese permitido prevalecer en sus campañas marítimas. ¡Qué le vamos a hacer! No iban a ser buenos para todo. Pero eso lo veremos en otro capítulo.

Y, por cierto, los lituanos tienen hasta una diosa llamada Roguszys, cuya potestad es proteger a los encurtidos vegetales con

---

23   SECUNDI, P. (77 d. C.). *Naturalis Historiae.*

sal. Seguramente le echarán la culpa cuando, por una mala manipulación, la fermentación no saliera con las características que esperaban.

Como veremos más adelante, hoy en día se están incluyendo los vegetales fermentados en lo que se ha dado en llamar «alta comida viva» (col, col lombarda, zanahoria, remolacha, rábano, brócoli, brécol, coliflor, apio, colinabo, hinojo). En años recientes, esos productos fermentados en las cocinas de los mismos restaurantes se están ofreciendo a los comensales como una innovación. El hecho ha cobrado un protagonismo tal que hay algunos chefs que, en su restaurante, se emplean a fondo para demostrar que su creatividad no está menguada. Esperemos que sepan transmitir a sus clientes el valor del potencial probiótico que contienen. Y, por supuesto, teniendo siempre en cuenta que si los utilizan en los guisos, todas las virtudes probióticas desaparecerán con el calor aplicado.

CAPÍTULO 11

El empleo de la sal también supuso el amplio desarrollo de microorganismos probióticos

El empleo de la sal permitió conservar los alimentos y tuvo una gran influencia en la salud de los humanos, ya que, entre otras consecuencias, supuso el amplio desarrollo de microorganismos probióticos. Cuando los pueblos neolíticos se hicieron sedentarios, para la elección de la mejor zona en la que establecerse primaba la existencia de una fuente de sal cercana. Esto era una bendición para una dieta rica en carne que, en momentos de abundancia, necesitaban mantener comestible.

Echemos, por un momento, nuestra imaginación a volar. Un grupo de humanos primitivos encuentran unos trozos de carne olvidados. En el clima de su territorio, las temperaturas pueden llegar a ser frescas, pero están, en general, por encima de los 0 °C. No hiela. Por el aspecto de la carne, detectan que debe llevar varios días encima de esos cristalitos blancos que quedan cuando se secan las orillas del lago, uno de los tantos lagos que hoy conocemos como salados. Su primer impulso es pasar de largo, ya no les gusta el sabor de la carroña con ese olor putrefacto. Incluso está mal visto que un cazador alimente así y no ofrezca carne fresca a su pareja y a su prole. Pero llevan varios días de viaje y no han conseguido nada más que algunas bayas y semillas. El estómago les gruñe de necesidad. Uno de ellos, más atrevido o quizás el más hambriento, decide coger un trozo y se arriesga a dar el primer bocado. Espera el desagradable sabor de la putrefacción, pero lo que encuentra es un sabor intenso que se parece al de las piedras de sal que gustan lamer los de su clan, tal y como hacen algunos animales. Se introduce en la boca uno de esos cristales de sal que hay por la orilla del lago y… ¡premio!, saben igual.

Se entretienen en recoger los cristales que pueden transportar y siguen su camino. Más adelante consiguen cazar un pequeño cerdo. No pueden comérselo todo de una sentada y deciden guardar el resto en la bolsa de piel que llevan para el viaje y donde también han metido los cristales de sal para compartir con los de su tribu. Al término de su viaje observan que, a pesar del tiempo transcurrido, la carne sobrante no solo no entró en putrefacción, sino que, por el contrario, resultaba más agradable de comer. ¡Y sin la necesidad de someterla al fuego!

Si la carne no se ha estropeado en varios días gracias al contacto con la sal, ¿podrán hacer lo mismo con la que les sobre cuando cacen una de las grandes piezas? Su clan ya no tendría que prescindir de la carne que, en los tiempos cálidos, debían dejar atrás medio podrida por no haber tenido tiempo de consumirla. Y, por supuesto, podemos pensar que los nutrientes que les aportaba aquella carne ya curada y fermentada irían acompañados de los gérmenes responsables de las fermentaciones.

La sal ha sido, ancestralmente y en todas las culturas, un objeto de deseo y disputa. Y no por el hecho de que los alimentos estuvieran más ricos una vez sazonados. Si así hubiera sido, no se habría necesitado tanta cantidad de sal como para influir en la ubicación de los asentamientos humanos, ni habría propiciado guerras motivadas por la posesión y el dominio de las fuentes de sal. La importancia de disponer de sal en abundancia se debía a que era un ingrediente necesario para la conservación de los alimentos, en una época en la que no se contaba con otros medios. Esta posibilidad de utilizarla para alargar la vida útil de las reservas alimenticias fue especialmente importante para el desarrollo de la humanidad como sociedad agrícola y ganadera. El uso de la sal para tratar los excedentes de las carnes y los pescados hizo posible la creación de poblados sedentarios. El abandono de la vida nómada supuso el inicio de las primeras civilizaciones. Los emplazamientos definitivos de numerosos asentamientos humanos primitivos se debieron a la cercanía de depósitos de sal. Muchas ciudades se construyeron estratégicamente cerca de las fuentes de provisión de este mineral para controlar su comercialización. No pecamos de exagerados si decimos que entonces la sal desempeñaba el papel que hoy ejerce el petróleo.

Existen evidencias de la remota antigüedad sobre su uso. Al menos desde la Edad de Hierro ya se tiene certeza de su empleo. China, siempre tan adelantada, es la primera cultura que cuenta con minas de sal. Consta documentación escrita que data de unos 2000 años a. C. Después, hace 1300 años, fueron los monjes budistas japoneses los que enseñaron a los chinos las directrices para crear su famosa salsa de soja, afianzando así el empleo de la sal en los alimentos fermentados. Y de ahí partieron todo tipo de verduras fermentadas, desde los brotes de soja, la raíz de mostaza, la col... O sea, que vienen consumiendo, desde muy antiguo, una inmensa marea de alimentos cargados de beneficiosos probióticos. Quizás por eso parecen ser los chinos tan emocionalmente equilibrados. Ingeniaron unas salsas de pescados fermentados que los romanos descubrieron 700 años más tarde. Fue el famoso *garum* que se llevaban desde Cádiz, una salsa a la que los romanos eran adictos.

El *garum* hecho en Cádiz se transportaba desde allí a la metrópoli romana en cantidades importantes. Se trataba de una salsa fermentada, cuya materia prima principal eran vísceras de pescado y sal. Pero que no tendría mucho que ver con nuestras salazones de pescado actuales. Esta especie de salsa o puré debía contar con una cierta proporción de humedad. La mezcla permitiría una fermentación con microorganismos distintos a los responsables de las magníficas salazones actuales, como la mojama, y, seguramente, con sabores y matices cercanos a la putrefacción. Es posible que fuera más parecido a los pescados fermentados de olor y sabor intensos que actualmente se consumen en los países nórdicos.

Su uso principal era como condimento y para dar sabor salado a los alimentos. El arqueólogo Michel Ponsich dice: «El *garum* era considerado un producto curativo en el tratamiento de quemaduras, eczemas, disentería, úlceras, limpiar heridas y curar dolencias de oídos»[24]. Y aunque no disponemos de la receta original, sí sabemos que contaba con un intenso sabor a pescado… Digamos, siendo benevolentes, «a pescado pasado». Yo no creo que ahora tuviera mucha aceptación por estos pagos.

También en esto los egipcios fueron precursores. Tendremos que reconocer que los antiguos egipcios fueron avanzados en todo lo relativo a las ciencias aplicadas. Utilizaban el cero en su sistema decimal, como constructores, dejaron evidencias de su pericia y, claro, en cuanto a los alimentos no podían ser menos. Los relieves y las pinturas murales de las tumbas nos cuentan sus costumbres y hábitos de consumo. Existen maquetas de madera cuyo motivo son escenas de la vida cotidiana que representan diversas fases de tratamiento de los alimentos. Cerámicas, utensilios y demás elementos necesarios en la preparación de la comida también han aparecido en las tumbas de los habitantes del país del Nilo. Se sabe que en el antiguo Egipto empezaron a tratar la carne y el pescado curándolos con sal. Las recetas de huevas de pescado fermentadas y curadas en sal que ellos crearon, hace más de 3500 años, han llegado tal cual hasta nuestros días. Se consumen hoy y se las conoce como botarga. También se da por hecho que las aceitunas las trataron fermentándolas con sal, ya que las consumían de forma habitual y no es creíble que las consumieran amargas y sin curar.

En el Nuevo Mundo eran igualmente conocedores del empleo de la sal. Se deduce del reciente descubrimiento sobre unas instalaciones antiguas de los mayas. Nuestro organismo necesita sal, pero la cantidad que precisamos ingerir no tiene nada que ver con los volúmenes que se debieron extraer en las instalaciones mayas que ahora se han descubierto. Parece ser que los mayas utilizaban la sal también como moneda de cambio. Por tanto, esa valoración de la sal en grandes cantidades no tiene más remedio que suponer una utilización más acorde con lo que venimos defendiendo.

---

24   PONSICH, M. (1998). *Aceite de oliva y salazones de pescado. Factores geo-económicos de Bética y Tingitania.* Editorial Complutense, S.A.

También les permitía preparar salazones de pescado y carne. Y ya sabemos que las salazones implican una fermentación y, por ende, la presencia de probióticos, que del mismo modo enriquecerían su flora intestinal.

Los celtas en Hispania les dieron lecciones a los romanos. Antes de que los romanos vinieran a Hispania, los celtas parece ser que ya eran expertos en la curación de la carne con la sal de nuestra tierra. Es probable que nuestros magníficos embutidos y jamones ibéricos sean la consecuencia de aquellos inicios. Los romanos llamaron Vía Salaria a la ruta que llevaba la sal hasta su capital. Y en la invasión de Palestina, lo que más les interesaba eran las cantidades de sal que podían extraer de las aguas del mar Muerto.

Por otra parte, los países de la zona norte de Europa se iniciaron en el comercio de la sal, precisamente, para poder comercializar los enormes excedentes de pescado que disfrutaban en sus caladeros. De esta forma, la producción del bacalao en salazón permitió a masas de consumidores acceder a importantes nutrientes. Sin la salazón, esos pescados nunca habrían llegado comestibles a zonas de interior, dadas las distancias y los precarios medios de transporte con los que contaban entonces. Pero lo que no sabían es que, además, venía acompañado de una excelente probiota, que cuando se consumía sin cocinar, derramaba beneficios funcionales sobre los estómagos de los comensales. Para entonces el consumo del bacalao fermentado y sin cocinar era más habitual de lo que cabría esperar y, hasta el siglo pasado, la presencia en la dieta de estas salazones con toda su carga de microorganismos activos era bastante frecuente.

Aún hoy quedan recetas en las que esta salazón se acostumbra a consumir sin cocinar. En Granada se consume como componente de una ensalada con verduras secas, aceitunas, etc., que llaman zalamandroña. Por supuesto, es un plato frío. En Soria se celebra el Catapán, una fiesta popular en la que se suele comer bacalao seco, queso y pan. Hay una ensalada malagueña que se hace básicamente con bacalao, naranja y huevo duro. En Cataluña tienen también su receta de ensalada tradicional con bacalao crudo. Se trata de la esqueixada y lleva tomate, aceitunas y el bacalao tan solo desalado. Es habitual la publicación de diferentes recetas y, en la mayoría de ellas, se trata el bacalao en sartén o cocido. Es un gran error ya que si no lo echamos crudo, nos perderemos el aporte de los probióticos. Y recuerdo que en Sevilla, en el famoso bar Jota, para acompañar la mejor cerveza de barril solo se servían, como única tapa, unas tiras de auténtico bacalao seco y crudo.

Las sardinas arenques, que también eran conocidas como embarriladas, eran una comida habitual, que limpia y troceada se incluía en ensaladas o sobre tostadas de pan con aceite y tomate.

Por supuesto, no nos podemos olvidar de toda la gama de salazones mediterráneos. Las empresas dedicadas a esta producción las están consiguiendo cada vez mejor en cuanto a calidad y presentación, como las mojamas, las huevas, etc. En estos casos, se trata siempre de piezas de pescado que se han sometido a una fermentación en sal. En este proceso se extrae gran parte de la humedad natural del pescado. Así se impide que se produzcan los sabores intensos y desagradables para los consumidores meridionales que se ocasionan en las fermentaciones de los países nórdicos. Por estas tierras no disponemos de ese gen que a ellos les permite apreciar unos aromas imposibles para nosotros.

CAPÍTULO 12

La aparición de nuevas posibilidades de conservación de alimentos a través de la destrucción de probióticos

Pero aparecieron otras posibilidades de conservación de alimentos, que suponían una total destrucción de los agentes fermentativos y que ya no iban a reforzar nuestra flora intestinal. Primero fue la lata de conserva.

En 1803, Napoleón le encargó a Nicolás Appert que estudiara un procedimiento para conservar concentrados de carne y verduras para abastecer de víveres a las tropas. Seguramente no conociera las técnicas que permitieron las invasiones de los tártaros que hemos visto en un capítulo anterior.

De esta forma, el Sr. Appert inició los procedimientos de conservación, a través de la esterilización de los alimentos dentro de envases herméticos, para conseguir una conservación de larga duración. Se llamó apertización a aquel tratamiento por calor.

Se tiene noticia de dónde se elaboraron sardinas en lata por primera vez. Parece ser que fue en 1830 en una factoría portuaria de La Turballe (Francia). Fue así como se inició el declive del empleo de la fermentación para conservar alimentos y, por ende, fue también el principio de una drástica reducción de la ingesta de probióticos. Luego vino la congelación, que también hizo innecesarias las fermentaciones para la conservación de alimentos. Esta paulatina sustitución de los alimentos fermentados experimentó un gran impulso con la aparición de las técnicas de congelación.

Ya no se dependía tanto de las técnicas de curado, fermentado, etc., para conservar los alimentos por largos periodos de tiempo. Solo había que mantenerlos en congelación. Los esquimales ya lo hacían en su hábitat natural solo con dejarlos a la intemperie. Fue Clarence Birdseye el científico que consiguió por primera vez conservar alimentos con frío artificial, mediante la congelación, en 1925. Habría que agradecérselo, pero yo no termino de tenerlo claro…

Cuando la demanda de sal en Estados Unidos y en Gran Bretaña decayó de forma drástica, quedó claro que la congelación había llegado para sustituir, principalmente, a los sistemas de curado mediante la salazón de los alimentos. Y, definitivamente, en 1928, gran parte de los alimentos que antes se comercializaban utilizando la salazón y fermentación pasaron a comercializarse congelados. De esta forma, una vez más, los avances científicos aplicados a la industria alimentaría nos privaron de un buen aporte de probióticos para nuestro intestino.

CAPÍTULO 13

Los alimentos cárnicos curados y fermentados son también fuente de probióticos

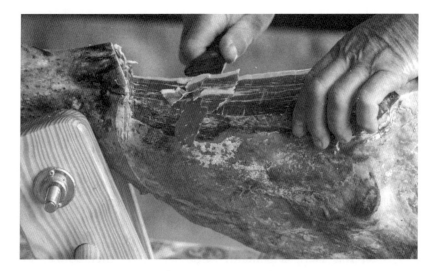

Los productos cárnicos crudos, fermentados y curados son alimentos preparados que se consideran listos para el consumo directo sin que, previamente, sea necesario cocinarlos, ya que no contienen microorganismos patógenos activos. Las características principales que los hacen tan especiales y tan ricos en probióticos son:

- La principal materia prima empleada es siempre carne de cerdo y, en menor medida, carne de otras especies.

- Su conservación se basa en la maduración que se produce por la presencia de sal, la desecación y la bajada del pH.
- En ningún momento del proceso reciben tratamientos térmicos.
- Pueden ser de trozos o de piezas enteras como la cecina, las cañas de lomo o el jamón serrano.
- En el caso del empleo de carnes picadas, se embuten en tripas de diferentes calibres, dependiendo del producto que se quiere conseguir.
- Son sometidos a una fermentación que permite un crecimiento de bacterias que permanecen activas hasta su consumo.

Resulta que, efectivamente, también cargan con una gran cantidad de bacterias lácticas activas y saludables. El hecho de que los embutidos crudos curados sean fuente de elementos probióticos es debido a que se elaboran con carne fresca como materia prima principal y en ningún momento del proceso son tratados por calor. Se maduran en condiciones de temperatura y humedad controladas para que se produzca la fermentación. Un proceso dirigido a favorecer la prevalencia de las bacterias fermentativas e impedir el crecimiento de los microorganismos no deseados. Esto se consigue por dos circunstancias principales:

- La reducción de actividad de agua, que se produce mediante la incorporación de sal y se completa en secaderos con humedad controlada.
- La bajada del pH y producción de acidez, debido a que las bacterias lácticas generan ácido láctico al metabolizar los azúcares como el glucógeno, presente en las carnes.

Mediante el desarrollo de las bacterias lácticas se origina una confrontación con otras bacterias que habitualmente y de forma natural llegan a la masa cárnica. Es así como se produce la acción conservadora del alimento. Ocurre cuando las bacterias lácticas prevalecen. Al imponerse ellas, impiden que los microorganismos responsables de la putrefacción y otros patógenos como la listeria o la salmonela puedan actuar libremente sobre el preparado cárnico que se pretende preservar. Tenemos la certeza de que la existencia de los cárnicos fermentados viene desde muy antiguo y coincide con el conocimiento de la sal.

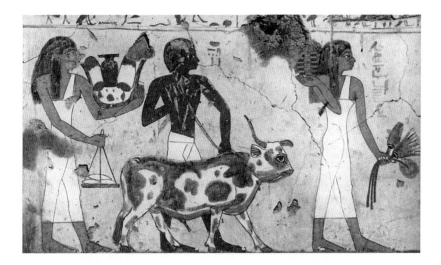

En la mayoría de los alimentos fermentados, la sal debe aparecer en mayor o menor medida. La aparición de los embutidos y de las fermentaciones en las carnes se produjo hace unos 5000 años, cuando los humanos fueron verdaderamente conscientes de las posibilidades de este ingrediente. Mediante el estudio de los jeroglíficos sabemos que en el antiguo Egipto se conservaban las carnes mediante la técnica del salazonado. Al parecer, utilizaban procesos que podrían ser similares a las salazones de carne actuales. Homero, en su *Odisea*, hace referencia a una tripa rellena de sangre y grasa. O sea, una morcilla. Tal vez sea esta la primera referencia que nos llega sobre algo parecido a los embutidos que conocemos.

Ya en la antigua Roma disfrutaban con embutidos caseros. Se sabe que los romanos consumían embutidos y se refieren a la matanza del cerdo para el consumo de carne. Esta matanza la distinguen claramente de las celebraciones que se hacían para los sacrificios a los dioses. En sus matanzas domésticas se proveían de lo que llamaban *botulus*, unas preparaciones muy similares a lo que hoy sería conocido como salchichón o morcón. Posiblemente, la denominación de botillo del Bierzo derive de esa palabra latina. Se trata, en este caso, de un embutido crudo curado, que se hace utilizando como tripa el ciego del cerdo y, por tanto, queda de aspecto grueso.

Pero es en la Edad Media cuando se consolida la elaboración y consumo de embutidos. Es entonces cuando se inician las matanzas caseras al llegar el invierno, para proveer de carne a los miembros de cada familia, las cuales cebaban los cerdos con todo lo que les fuera aprovechable. Y aprendieron a preservar las carnes del proceso de putrefacción que impone la naturaleza y que se inicia a partir del sacrificio del animal.

Habrá que pensar que un cerdo grande para una familia media, si no cuenta con elementos refrigerantes, es difícil consumirlo antes de que la carne se deteriore. Y, claro, no se le puede dejar vivo y comerlo por partes. Hay que sacrificarlo previamente.

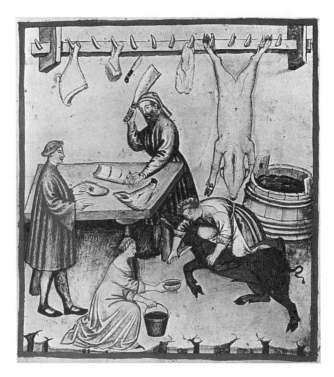

Este era un problema que se originaba, principalmente, en los climas cálidos y templados, y cuyos habitantes debían soslayar. Por ejemplo, los esquimales, en su hábitat, vivían dentro del congelador y, por tanto, no necesitaron complicarse mucho la vida creando sistemas de conservación. Pero a cambio se perdieron el disfrute de los sabores, aromas y texturas de nuestros embutidos y salazones. Sin embargo, las familias, en los climas cálidos, se vieron en la necesidad de crear procedimientos que permitieran mantener la carne comestible, aunque ello supusiera una transformación drástica en su aspecto organoléptico respecto a la materia prima original. Una pieza de carne fresca no se parece nada en cuanto a sabor a un embutido, y un jamón curado difiere de una pierna de cerdo fresca.

En los países en los que disfrutamos del clima mediterráneo debemos sentirnos afortunados. La necesidad de preservar nuestras carnes, sin contar con la posibilidad de refrigerarlas, nos obligó a desarrollar las técnicas de los embutidos. Por ello, la presencia de probióticos en los alimentos viene muy asociada a la dieta mediterránea. En nuestra península, el descubrimiento de América nos permitió crear el embutido por excelencia: el maravilloso chorizo. Un embutido que se caracteriza porque incluye en su receta el pimentón, que es el derivado del pimiento. Una hortaliza que, junto con el tomate, nos llegó en los barcos que hacían las Américas.

En realidad, como venimos diciendo, los verdaderos protagonistas de todo esto son los gérmenes responsables de las variadas fermentaciones, y a la mayoría se les puede considerar como probióticos. En la producción ancestral de carnes embutidas, fermentadas y en salazón, siempre los microorganismos han desempeñado un papel primordial. En la actualidad, acostumbramos a vivir rodeados de víveres que están a nuestra disposición y se mantienen comestibles durante el tiempo necesario. Para esto, en la gran mayoría de los casos, se emplean los métodos de refrigeración, congelación y los procesos de creación de conservas.

Pero, como hemos visto, el empleo de estos procesos es relativamente reciente. Hasta que aparecieron los generadores de frío o las fábricas de conservas, fueron los sistemas de fermentación, salazón o secado los que ayudaron a concebir las sociedades que han dado pie a nuestro modo de vida actual. Y en todos los casos, fue debido a la intervención de los microorganismos responsables de las fermentaciones. Sin ellos, no hubiera sido posible la producción de estos alimentos y, por ende, la posibilidad de conservar los nutrientes en zonas geográficas donde las temperaturas favorecían las putrefacciones, y en unos tiempos en los que se carecía de equipos de refrigeración.

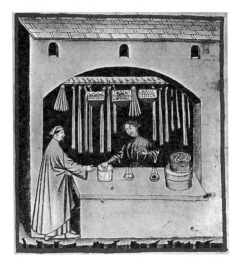

Nuestros antepasados no conocían la existencia de estas bacterias, pero sin saberlo, favorecían su crecimiento creando las condiciones adecuadas para su multiplicación. Un cultivo a ciegas, pero con marcada eficacia conseguida mediante la observación, la deducción y la paciencia. Aquellos primeros «chacineros» hallaron que, al emplear ciertos métodos de producción, afloraban diferencias importantes en cuanto a sabores, texturas y conservación y, de esta forma, consiguieron dirigir los procesos hacia la selección de las fermentaciones más adecuadas.

Aprendieron que era preferible realizar la matanza en determinadas épocas del año. En particular, en aquellas estaciones en las que las temperaturas climáticas son más bajas, cuando las fermentaciones se inician antes de que prevalezcan los procesos de putrefacción. En España coincide con la onomástica de un santo. De ahí el dicho: «A cada cerdo le llega su San Martín».

Vieron que las tripas de los animales sacrificados resultaban ser envases propicios ya que presentaban la permeabilidad justa. Así permitían una lenta eliminación de la humedad y un medio de cultivo ideal para esas bacterias. Como consecuencia, las casas familiares se convirtieron en talleres de expertos chacineros para crear sus propios embutidos.

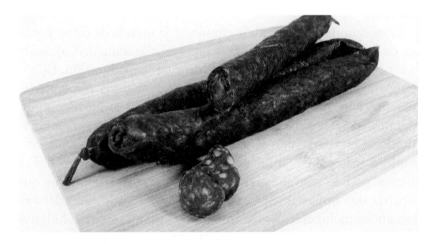

Las chimeneas se adaptaron a la necesidad de curación de los productos resultantes de matanzas. Se construyeron con grandes campanas (humeros) donde se colgaban los embutidos. Se utilizaban largas varas a una distancia suficiente del fuego para conseguir temperaturas medias que, sin llegar a ser letales para los microorganismos, indujeran el proceso de curación. De esta forma, las bacterias fermentativas se iban desarrollando a medida que bajaban el pH y acidificaban el embutido. Esto venía propiciado por las temperaturas de la parte alta de la chimenea, que eran adecuadas para el crecimiento de estos gérmenes que provocaban la curación de las tripas. También las corrientes de aire producidas en el humero permitían una calmada desecación. De esta forma, la ausencia de humedad se producía lentamente; para ello, contaba, además, con la ayuda de la sal incorporada. Y todo este proceso era idóneo para el desarrollo de los futuros probióticos.

Vieron que debían tener en cuenta los distintos calibres de las tripas, ya que esto tenía una importante influencia en el tiempo y en la intensidad del secado necesario para obtener una maduración adecuada. En una tripa de calibre grueso tarda más tiempo en disminuir la cantidad de humedad del interior y, por tanto, la curación se prolongará durante más tiempo. Por el contrario, las tripas de diámetro menor permiten una mayor velocidad en la maduración y el secado.

Detectaron la necesidad de equilibrar la mezcla de carne y grasa, de forma tal que permitiera la presencia de humedad, ajustada a los tiempos de exposición al secado y de la maduración. En algunos casos, para aprovechar al máximo la materia prima de las matanzas, se hacían embutidos incluyendo en la mezcla ingredientes (patata, arroz, calabaza…) que permitieran aumentar la producción, abaratando el coste final. Se consideraban estos embutidos más pobres al incluir menos carne, cuando, en realidad, hemos podido comprobar, mediante cultivos en laboratorio, que ocurría algo importante en esas fermentaciones que potenciaba su beneficio: incluían en las masas ingredientes que aportan hidratos de carbono (azúcares) que suponen una nueva fuente de alimentación para las bacterias que intervienen en la curación posterior. Con esto se estaba favoreciendo aún más el desarrollo de las bacterias lácticas. No olvidemos que son los azúcares los que permiten a las bacterias fermentativas producir el ácido láctico que necesitan para adaptar el medio en el que viven al bajar el pH. De esta forma, se impide el desarrollo de otras bacterias competidoras.

Es importante señalar la diferencia entre los embutidos crudos y curados respecto a la gama de los embutidos cocidos. La diferencia principal es que en los embutidos cocidos hay una ausencia total de probióticos. En este grupo se incluyen las mortadelas, los fiambres, el jamón cocido, etc. Su conservación se basa en los tratamientos térmicos que han sufrido en los procesos de producción y a la conservación posterior en frío. Las materias primas no han sufrido ningún tipo de fermentación. Por tanto, su consumo, a diferencia de los embutidos curados, en los que la existencia de probióticos es evidente, no aportará nada a nuestra flora intestinal.

Legalmente están perfectamente diferenciados. La reglamentación técnico sanitaria define así a los embutidos crudos curados:

«Los elaborados mediante selección, troceado y picado de carnes, grasas con o sin despojos, que lleven incorporados condimentos, especias y aditivos autorizados sometidos a maduración y desecación (curado) y, opcionalmente, ahumado».

Existe una forma de distinguirlos a la hora de la compra. A los embutidos fermentados, para su periodo de secado y curación, se les suele colocar una cuerda que, en el caso de piezas enteras, las acompaña hasta el momento del consumo o troceado. No sucede así en los embutidos cocidos, que no cuentan con ella.

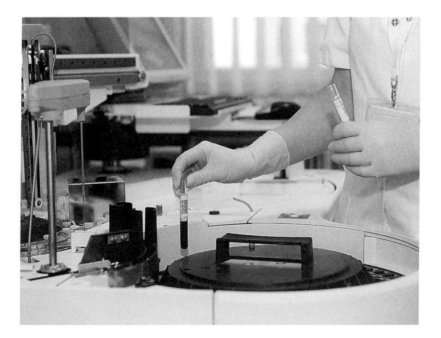

Hoy en día, hemos conseguido domesticar a las bacterias responsables de las fermentaciones. En la actualidad, las técnicas de producción han avanzado en muchos conceptos, lo que supone el aseguramiento de las calidades tanto sanitarias como apreciativas. Por ejemplo, a partir de estudiar y conocer la naturaleza de las bacterias responsables de las fermentaciones cárnicas de los embutidos, se han conseguido seleccionar las más idóneas para la producción a escala industrial.

Estas bacterias no son antagonistas de la flora láctica que habitualmente contiene la carne y que, desde siempre, ha sido responsable de la fermentación que se producía de forma natural. En realidad, más bien actúan de forma complementaria.

Se dispone así de bacterias cultivadas y seleccionadas para ser añadidas a la masa inicial. Esto permite producciones más seguras, y se reduce la cantidad de sal e incluso la necesidad de emplear conservantes.

CAPÍTULO 14

La importancia de los probióticos para la madre gestante y para el correcto desarrollo del bebé

Los probióticos nos vienen protegiendo desde los inicios de nuestra existencia. La leche materna ya viene cargada de ellos.

Sabemos que la leche fresca y sin tratamiento térmico, si se deja a temperatura ambiente, pronto termina por acidificarse. Y esto ocurrirá aunque el ordeño sea muy cuidadoso y se cuente con la máxima limpieza de los recipientes que entren en contacto. Si se le deja suficiente tiempo, terminará por fermentar y cortarse. ¿Nunca os habéis preguntado cómo es posible?

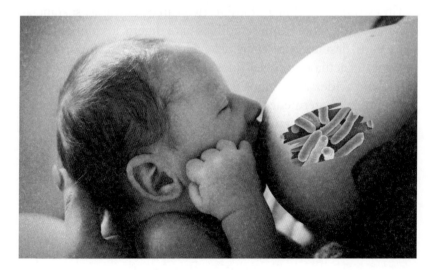

En otro tiempo, cuando aún no se conocía la existencia de los gérmenes, eso se habría atribuido a lo que llamaban «generación espontánea». Una creencia errónea, en la que ya Aristóteles confiaba, y que relacionaba el origen de la vida con un surgimiento espontáneo a partir de la materia inerte. Pero no, la respuesta es mucho más simple y a la vez extraordinaria. ¡La hembra lactante ya incluye en la leche para su hijo las maravillosas bacterias lácticas fermentativas! Y si la madre está sana, quedarán suficientemente desarrolladas y activas para actuar como alimento probiótico para proteger la salud de su cría. De esta forma, también la hembra humana aporta un flujo continuo de probióticos durante todo el tiempo de lactancia. Esto ha sido de una gran eficacia para la existencia de nuestra especie. Pensemos que, precisamente, el periodo de vida en el que el ser humano permanece más indefenso respecto a los agentes patógenos que van a rodearlo es en el momento en el que deja la protección del útero materno y se enfrenta a un entorno hostil para su supervivencia.

Nacemos con un aparato digestivo poco evolucionado. En los primeros cinco años, el niño va desarrollando el sistema digestivo que se inició durante la gestación y que en el momento del parto se encuentra en plena evolución. Es el periodo de tiempo en el que este aparato irá progresando paulatinamente hasta su completo desarrollo.

En esos inicios, el aparato digestivo carece de varias sustancias que más tarde serán imprescindibles para digerir los alimentos. Y, entre ellos, destaca la ausencia del ácido clorhídrico, importantísimo porque actúa en dos sentidos: es preciso para dar el nivel necesario de acidez a los jugos gástricos y es un destructor de gran cantidad de los gérmenes patógenos que ingerimos por vía oral.

En el caso del lactante, cuyo estómago hasta pasados los tres años no dispondrá de la protección del ácido clorhídrico, las bacterias y hongos patógenos podrían proliferar con facilidad, suponiendo un riesgo importante para su supervivencia. Es entonces cuando aparecen en nuestro socorro los grandes protectores que son los probióticos maternos.

El estómago aún inmaduro del bebé recién nacido, que podría parecer indefenso, está, no obstante, ya revestido de una población microbiana compuesta por probióticos procedentes de la madre. A través de la placenta, las bacterias originadas en el intestino de la hembra gestante llegan al líquido amniótico. El feto se nutre con el referido líquido amniótico y así se abastece de estos microorganismos protectores que la madre gestante produce para él. La evolución de esta microbiota durante la gestación es de una importancia vital para el sistema inmune del bebé y configura el organismo del adulto en el que se convertirá el día de mañana. Tras el nacimiento lo protegerá frente a las alergias, el asma y otras enfermedades, y esto marcará el resto de su existencia.

Debemos, por tanto, valorar la gran importancia que tiene la elección de los alimentos que nutrirán a la madre en este periodo de gestación y lactancia. Es de gran relevancia que su alimentación sea seleccionada de forma tal que potencie al máximo su propia flora intestinal. Así podrá enriquecer la de su hijo, a través del líquido amniótico, mientras permanece en el útero materno. Tras el nacimiento, en el periodo de lactancia, será su leche la que deberá aportar los probióticos imprescindibles para criar un bebé sano que pueda convertirse en un adulto saludable.

Esto ocurre con pequeñas diferencias sin importar la raza o la zona geográfica donde habite la madre. En los estudios realizados se ha podido comprobar que la leche obtenida de mujeres lactantes de países diferentes y distantes contiene prácticamente la misma variedad de bacterias. Esto demuestra que se trata de un hecho común.

Se estima que con 800 ml de leche materna (la dosis aproximada diaria), la cría recibe entre cien mil y diez millones de bacterias beneficiosas. También unos estudios realizados mediante microbiología molecular han confirmado que la leche materna, de forma natural, es una buena fuente de estafilococos, estreptococos y bacterias lácticas, así como de diversas especies de los géneros *Lactobacillus* y *Bifidobacterium*.

Así que, como vemos, la leche humana es de vital importancia para la iniciación y el desarrollo de la microbiota intestinal del recién nacido. A pesar de todo, se sabe que en la leche de las madres sanas se encuentra un número de especies bacterianas reducido respecto a la variedad que comúnmente existe en nuestro intestino. También el número de especies de bacterias es limitado en la microbiota intestinal de lactantes sanos mientras se alimentan tan solo de la leche materna. Parece que es la avanzadilla para la posterior configuración de una microbiota más variada. Al producirse el destete es cuando debe comenzar a aumentar la diversidad de bacterias probióticas, gracias a la alimentación compuesta por los nutrientes más diversos que recibimos.

Pero la leche materna no solo aporta las bacterias que van a ser probióticos, sino que, además, la madre las acompaña de los prebióticos, que son los nutrientes necesarios para que estos gérmenes se mantengan activos y se multipliquen. Estos nutrientes, conocidos como prebióticos, suponen una serie importante de oligosacáridos complejos también incluidos en la leche materna. Lo curioso es que estos elementos no están destinados a aportar nutrientes al bebé, como decimos, son para las bacterias de su intestino. De hecho, el niño no tiene la capacidad de digerirlos y, de esta forma, llegan intactos a servir de alimento para los probióticos, que podrán disfrutar de un gran banquete. Por tanto, parece ser que esa es la única razón para que la madre incluya esas moléculas en la leche.

Supone esto un punto más para entender la importancia que, mediante la selección natural, le ha dado nuestra especie a la presencia de probióticos activos. También en este caso, la madre nos lleva de la mano para darnos tiempo a desarrollar nuestras propias defensas. Desde que somos amamantados las bacterias patógenas nos rodearán por fuera y nos atacarán desde dentro si consiguen atravesar nuestras defensas tratando de enfermarnos. Eso será así siempre, a lo largo de nuestra existencia. Y, precisamente, el intestino delgado es una zona de nuestro organismo muy sensible a los patógenos.

La madre, al aportar los gérmenes probióticos y los polisacáridos que los alimentan, crea un medio adverso en el interior del niño ante cualquier ataque de patógenos. Es algo comparable a lo que se está intentando conseguir con los pesticidas biológicos. Se trata de controlar las plagas utilizando otros insectos que de forma natural impiden la multiplicación de los no deseados.

Ahora ya sabemos que el parto por cesárea tiene una consecuencia para el recién nacido. La lactancia no es la única fuente materna de microorganismos beneficiosos para el bebé. Las bacterias contenidas en el flujo vaginal son muy necesarias para ayudar al lactante a digerir los nutrientes de la leche. No solo permiten metabolizarla, sino que, una vez instaladas en el intestino, promueven la aparición de una serie de vitaminas que nuestro aparato digestivo no es capaz de generar por sí solo. Por otra parte, se viene comprobando que estas bacterias que la madre aporta en su flujo vaginal originan una activación de nuestro sistema inmunitario.

Siendo yo un niño pude contemplar cómo una madre alimentaba a su bebé de unos tres años. Iniciaba a su hijo con la misma comida que consumía el resto de la familia. Entonces, la comida industrial para bebés era escasa y no estaba al alcance de todos los bolsillos. Pero ella sacaba de su boca el bolo de comida ya masticado y se lo daba de comer al pequeño. Entonces esto era también una práctica habitual.

Aquello que, en aquel momento, yo percibí como algo antihigiénico, ahora habría que examinarlo fríamente y pensar que no era tan descabellado. La comida que recibía el niño casi masticada ya estaba impregnada de las enzimas que ayudan a la digestión y, posiblemente, acompañada de los probióticos bucales de la madre. Porque ahora se sabe que también tenemos bacterias probióticas activas y variadas en la cavidad bucal. Ellas ayudan e intervienen para mantener nuestro aparato digestivo saludable. Nuestra boca supone una puerta de entrada a nuestro organismo. Es necesario que la mantengamos bien defendida por esas bacterias que, cuando están suficientemente activas, ayudan a prevenir el ataque de los patógenos. Quizás deberíamos replantearnos la utilización demasiado frecuente de los desinfectantes orales cuando no sea necesario.

Todo esto que viene impregnado de tanta actualidad, como si lo acabáramos de descubrir, es, sin embargo, algo que tanto las madres como algunos científicos venían sospechando desde antiguo.

El error de nuestro siglo pasado

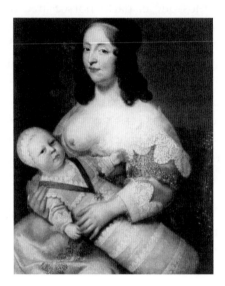

Se tienen conocimientos históricos sobre la utilización de nodrizas para amamantar a los recién nacidos que, por alguna causa, no recibían la alimentación de su propia madre. Esta «madre de leche» era contratada por familias acomodadas que pretendían evitar «la molestia» a la reciente madre o que creían que así preservaban la figura femenina. En algunos casos se sabe que entre vecinas o familiares allegadas se ayudaban amamantando los bebés cuando era necesario. Se conoce la existencia de ciertas creencias respecto a esta práctica. Se decía que el niño, a través de la leche, recibía los defectos y las virtudes de la madre que lo amamantaba. También se creía que la primera mujer que amamantaba a la criatura «le hacía las entrañas» y «que de ella recibía el carácter»[25]. Aunque puedan parecer disparatadas, una vez que conocemos las

25   OLIVER RECHE, M. I. (1998). *Etnografía de los cuidados materno-infantiles. Creencias, valores y prácticas tradicionales sobre la lactancia materna.* Índex de enfermería: información bibliográfica, investigación y humanidades, 22, 34-40.

aportaciones de la hembra lactante en la alimentación del bebé, habrá que pensar que quizás lleven parte de razón:

La microbiota juega un papel importante en el neurodesarrollo cerebral en edades tempranas de la vida (tanto prenatal como postnatal), que puede tener sus consecuencias en edades posteriores. De esta forma, se ha visto cómo alteraciones de la microbiota pueden verse reflejadas en la percepción del dolor, la reacción al estrés, la neuroquímica y otras alteraciones del eje gastro-cerebral[26].

Incluso había una relación conocida como «hermanos de leche». Existen múltiples referencias históricas sobre la existencia de fuertes lazos de alianza entre individuos que se consideraban hermanos por haber sido amamantados por la misma mujer lactante aunque no fueran hijos de la misma madre. Y, como hemos visto, hijo de una u otra madre, a través de la leche materna y del amamantamiento natural, el niño recibía una gran carga de probióticos, incluyendo los prebióticos precisos y las demás aportaciones tan saludables y necesarias para un ser que iniciaba su andadura vital rodeado de peligrosos patógenos.

Por tanto, en estos casos, también la cría recibía todos los beneficios inherentes al consumo de la leche natural de una madre lactante aunque no fuera la que le dio a luz. Pero más o menos, desde mediados del siglo pasado, se impuso de alguna forma la lactancia artificial respecto al amamantamiento materno.

En la década de los noventa la disminución de prevalencia de lactancia materna con la edad ya no es tan rápida y un 70 % de los lactantes de 1 mes de vida son amamantados, el 50 % a los 3 meses, pero solo un 24,8 % a los 6 meses y un 7,2 % a los 12 meses[27].

---

26   PÉREZ MORENO, J. (2015). «Redescubriendo el eje microbiota-intestino-cerebro». *El Probiótico.* https://www.elprobiotico.com/microbiota-intestino-cerebro/ [Consulta: 16 de diciembre de 2021].

27   PARICIO TALAYERO, J. M. (1999). *Aspectos históricos de la alimentación al seno materno.* Comité de Lactancia Materna de la Asociación Española de Pediatría. Hospital Marina Alta. Denia, Alicante.

Fue una época en la que se produjeron importantes cambios en la forma de vida de las mujeres que iniciaron una existencia más independiente. Algunas madres trabajaban fuera del hogar y esto no les permitía atender al amamantamiento del bebé. También floreció el culto a la apariencia física y, en algunos casos, se pensó de forma errónea que amamantar dañaba el aspecto de la figura femenina. Todo ello dio lugar a la evitación de la lactancia materna.

Pero este contexto no solo afectaba a las madres de clases acomodadas y, por tanto, no todas las puérperas disponían de medios económicos para permitirse contratar una nodriza. Tampoco era ya fácil encontrar a mujeres lactantes dispuestas a compartir la leche de su criatura.

Debido a ello, y en contra de lo que hubiera sido preferible, se empezaron a emplear las llamadas «leches maternizadas». Estas disponían matemáticamente de todos los nutrientes equivalentes a la leche materna. Pero las matemáticas se llevan mal con la biología. Por entonces no se tuvo en cuenta los perjuicios que suponía para el lactante la ausencia de los insustituibles probióticos en aquella leche artificial, que, para colmo, era necesario que estuviera «esterilizada» para su comercialización.

Seguramente, el hecho de privar a los pequeños lactantes de las ventajas de una nutrición materna y natural ha debido de ocasionarles problemas tanto de salud física como mental en su vida de adultos. No debemos olvidar la gran importancia que tiene para el bebé el aporte de una saludable flora intestinal para su desarrollo y su salud a largo plazo. Me temo que aún no se han valorado suficientemente.

Algún día se debería hacer un macroestudio que analizara estadísticamente la incidencia de este cambio en la trayectoria vital de los nacidos de entonces. Unos recién nacidos que desgraciadamente fueron privados de la leche de sus madres con todos los beneficios que suponía para su crianza. Desde hace algún tiempo, varias marcas de leches infantil incluyen en su fórmula una serie de probióticos activos. Es un campo que está en pleno proceso de validación; para ello se vienen realizando estudios que permitan conocer la eficacia en la sustitución de la lactancia natural. Hasta el momento se sabe que estas fórmulas de leche maternizada con inclusión de probióticos no tienen contraindicaciones.

Por otra parte, los bebés alimentados con leches enriquecidas con probióticos presentan una serie de ventajas respecto a aquellos que toman la leche maternizada que no los contenga. Entre otros casos, se da una menor frecuencia de infecciones gastrointestinales y de vías respiratorias, así como menos alergias en general. Aunque, lógicamente, nunca será lo mismo, todo lo que sea acercar la composición de estas formulaciones a los elementos que incluye la leche materna es de agradecer. Pero, en todo caso, solo será una alternativa de menor calidad cuando la lactancia materna no sea posible. Está demostrado que el niño dispondrá de una perfecta composición de su microbiota si ha nacido mediante parto vaginal y, hasta la formación completa de su aparato digestivo, ha sido alimentado solo con leche materna.

Cada vez que se hace algún nuevo descubrimiento, se viene a corroborar lo importantes que son los probióticos para nuestra existencia. Siempre hemos dado por supuesto que en la prehistoria era muy común la muerte prematura de los humanos y que un alto porcentaje fallecía en los periodos iniciales de la vida. Ciertamente, aquellos antecesores nuestros no disponían de los adelantos que la medicina pone hoy a nuestra disposición. También debemos dar por hecho que las condiciones ambientales no propiciarían una facilidad a la hora de la supervivencia. Pero aunque el entorno les resultara agresivo, tenían en su interior algo que les permitía contrarrestar tantas adversidades: una flora intestinal fuerte y variada, que las madres transmitían a sus crías desde que eran concebidas hasta que se producía el destete. Sin esta ventaja, la humanidad no habría podido desarrollarse.

Esto viene a corroborarlo un reciente estudio realizado por la Australian National University (ANU) en el que Clare McFadden asevera que «las muestras de entierro no muestran pruebas de que muchos bebés estuvieran muriendo, pero sí nos dicen que estaban naciendo muchos bebés»[28]. Por lo tanto, en realidad, lo que ocurría es que, ante una alta tasa de nacimientos, se daban más casos de enterramientos. Esto hizo a muchos pensar que la falta de atención médica, como la que disfrutamos ahora, y una cierta negligencia en el cuidado materno ocasionaba una mortalidad infantil muy elevada.

---

28   MCFADDEN, C. (2022). «Determinants of infant mortality and representation in bioarchaeological samples: a review». *American Journal of Physical Anthropology* (2022, 177, 196-206). https://scholar.google.com/citations?view_op=view_citation&hl=en&user=Qc_fPBAAAAAJ&citation_for_view=Qc_fPBAAAAA-J:LkGwnXOMwfcC [Consulta: 25 de abril de 2022].

CAPÍTULO 15

El vino ha podido ser algo destructivo o ventajoso para nuestra salud

El vino, a lo largo de la existencia de nuestra especie, ha podido ser algo destructivo o ventajoso para nuestra salud, dependiendo de la forma de consumirlo.

Parece que somos una especie que se ha adaptado al consumo de las bebidas resultantes de fermentaciones alcohólicas. Mediante los estudios sobre epigenética, sabemos que los factores ambientales en los que nos desenvolvemos son responsables de modificaciones importantes de los genes. Estos factores pueden afectar a uno o varios de ellos que tengan a su cargo múltiples funciones. Y también sabemos que estas adaptaciones son heredables. Sería difícil explicar de otra forma la presencia en nuestro organismo de una enzima imprescindible para metabolizar el etanol, que se conoce como la enzima alcohol-deshidrogenasa. Contar con esta enzima parece ser la causa de la afición de nuestra especie por las bebidas alcohólicas. Mediante numerosos estudios, se han podido establecer importantes diferencias en la capacidad para asimilar el alcohol entre las distintas razas o etnias.

Los síntomas debidos a la intoxicación etílica se dan con más facilidad en individuos pertenecientes a la población asiática oriental. Un 85 % de estas sociedades tiene una predisposición genética que la hace más vulnerable. En cambio, este porcentaje baja hasta el 45 % en el caso de la población europea. Y es que el vino que se tomaba desde antiguo era de menor graduación que los actuales, y casi siempre era rebajado con agua.

El hecho de que, generación tras generación, hayamos ido adaptando nuestro organismo al consumo de ciertos nutrientes debe ser la causa de la evolución genética que nos permite asimilarlos de manera más ventajosa para nuestra salud. Está claro que nuestros genes nos están pidiendo que sepamos beber con responsabilidad de acuerdo con nuestras posibilidades.

El vino, ancestralmente cargado de probióticos y también rico en prebióticos

En el caso del consumo de vino, tenemos otro ejemplo más de cómo los consumidores de antaño pudieron contar con elementos probióticos, sin que sospecharan ni siquiera de su existencia. Conseguían, sin saberlo, disponer de microorganismos que pasarían a formar parte de su microbiota intestinal. Y es que, históricamente, se tienen sobradas referencias de que el consumo del vino ha sido algo muy común en todas las sociedades conocidas.

El vino, para los humanos de entonces, también era una maravillosa fuente de probióticos y, en algunos casos, venían acompañados de alimento para ellos, ya que aportaba prebióticos que llegaban al colon con las características adecuadas para ser digeridos por los microorganismos allí presentes. Ya la Biblia aconsejaba: «Bebe tu vino con alegre corazón»[29].

En otro pasaje, Pablo recomendaba a Timoteo que tuviera cuidado al beber agua y le recomendaba que en su lugar bebiera vino[30]. Quizás el agua de aquella zona le produciría algún problema digestivo que podrían solucionar el alcohol y los probióticos. Desde siempre, las bacterias han acompañado a las levaduras protagonizando la fermentación en aquellos vinos primitivos. Tendríamos

---

29   Eclesiastés 9:7.
30   1 Timoteo 5:23.

que pensar que en tiempos de los apóstoles, el agua no debía estar muy bien depurada. Y dado que la causa-efecto se produciría de forma inmediata, no les costaría trabajo asociar el consumo del agua con los problemas estomacales. Del mismo modo, debieron advertir que, al sustituirla por el vino, esos problemas no eran tan frecuentes. Posiblemente, el vino, aún con una menor graduación alcohólica, mezclado con el agua eliminaría de esta las contaminaciones tan habituales entonces.

Y no olvidemos hacer referencia al milagro de las bodas de Caná donde, por intercesión de su madre, Jesús sacó de un aprieto a los organizadores, que se habían quedado cortos en la previsión del vino[31].

Hay mucha información del consumo de vino en todas las épocas y en casi todas las civilizaciones. De la antigua Roma tenemos habituales referencias del consumo de vino. También existían problemas de aguas contaminadas y se tiene constancia de que incluso a los niños se les daba vino para consumo diario.

Es difícil pensar que aquellos antiguos productores de vino tuvieran profundos conocimientos sobre los métodos que llevaban a la uva a transformarse en los caldos fermentados que luego bebían. Tampoco tendrían mucha información sobre los procesos que ocasionaban tal variedad de aromas y sabores que hacían tan difícil el mantenimiento de los caldos aceptables entre cosecha y cosecha. Los romanos lo resolvían añadiendo especias para mejorar el sabor. El resultado era una bebida que llamaban grog o hipocrás. De esa costumbre, que los romanos trajeron a España, es de donde procede la sangría, que recibía este nombre por su color rojo. Aquel mosto de uva, como en el caso de la cerveza, tendría un grado alcohólico más bien bajo y no debió alcanzar los niveles del vino actual. Por eso se consideraba un alimento normal en las comidas como un nutriente más que, incluso, se les daba a los niños mojado en pan.

---

31   Juan 2:1-11.

El protagonismo del vino en las grandes travesías navales de los descubridores

Los barcos que se fletaban en la época de la navegación a vela debían abastecerse de los alimentos que consideraban más necesarios, dado el periodo tan prolongado de tiempo que debían permanecer en la singladura. Entonces el vino tuvo un gran protagonismo. Su inclusión en los abastecimientos tuvo varias funciones ciertamente beneficiosas. Se tiene información de que, en muchas ocasiones, previamente aguado, sirvió como hidratante dada la frecuencia con la que el agua almacenada se corrompía durante el largo viaje. Pero la función más importante, y absolutamente desconocida entonces, era la aportación de gérmenes probióticos que suponía la ingestión de aquel caldo con la fermentación activa.

En algunos escritos que han llegado a nuestros días, se establecía que cada tripulante tenía derecho a medio azumbre de vino por persona al día. El azumbre era una antigua medida que equivalía a 2,0166 litros. Por tanto, aunque parezca exagerado, cada persona tenía derecho a consumir un litro de vino al día. Según García de Palacio, en una nao que se dirigía a Indias:

> […] se ha de almorzar con un poco de bizcocho, algunos dientes de ajo, sendas sardinas o queso, sendas veces de vino en pie, a toda la gente, y solo los domingos y jueves les da carne, y los demás días de la semana pescado y legumbres[32].

Aunque debemos tener en cuenta que el vino que consumían era conocido como «vino católico», o sea, «bautizado» con agua, y, dado que las proporciones no suelen estar demasiado definidas, es difícil calcular la cantidad real de alcohol que ingerían. El vino que se embarcaba en Sevilla procedía de las viñas de Jerez y de

---

32   GARCÍA RODRÍGUEZ, J. C. (2019). *La primera vuelta al mundo contada a los jóvenes*. Amazon Fulfillment.

Moguer. Se supone que era un vino blanco y suficientemente aguado y diluido.

Por otra parte, el elemento fundamental de la alimentación en los barcos era el «bizcocho», o «galleta de barco», que estaba hecho con harina integral. Se hacía sin levadura y recibía una doble cocción para evitar su deterioro durante la travesía. Esta harina grosera suponía una excelente fuente de prebióticos, al aportar la fibra que llegaría intacta al colon y serviría para alimentar a la flora intestinal. Para poder consumir y digerir esta pieza tan seca, se la acompañaba de vino en plena fermentación y agua.

Así que ya tenemos el binomio tan necesario para una flora intestinal saludable: los probióticos del vino y el prebiótico de la fibra de la harina integral. A partir del siglo XIII, existen numerosas citas que dejan constancia de la importancia que se le daba al vino en la marinería. Carla Rahn Phillips, de la Universidad de Minnesota, en el número especial de la revista *Andalucía en la Historia* dice:

> Corría el año 1270 en Aragón, durante el reinado de Jaime I el Conquistador, cuando se escribió el *Libro del Consulado del Mar*[33]. En este libro es donde se pueden encontrar las primeras normas que obligaban a los patrones de barcos a imponer ciertas consideraciones humanitarias hacia los marineros. Se señalan en este texto los alimentos con los que deben contar en las travesías y, precisamente, el vino estaba entre los de mayor importancia, recomendado en cantidades de: «tres veces el día por la mañana y todas las tardes, acompañando al pan, el queso, sardinas y otros pescados»[34].

Al rey Alfonso X, llamado el Sabio, se le deben las primeras ordenanzas sobre higiene naval. Fueron editadas pocos años más tarde, en 1294. Se las conocieron como «Leyes de Partida» y son consideradas como el mayor intento de establecer el derecho en la Edad Media. Concretamente, en el título XXIV, ley IX de la Partida II, se establecen varias consideraciones respecto a la higiene

---

33   España. *Libro del Consulado del Mar.*
34   España. *Libro del Consulado del Mar.*

naval. En ellas se hace mención explícita a la necesidad de llevar sidra y vino a bordo. Ambos estarían cargados de probióticos que reforzarían la microbiota de aquellos navegantes.

Más tarde, ya a finales del siglo XVIII, se produce una importante reforma en la administración de los hospitales que acogían a los marineros enfermos. En 1793, en las reales órdenes y decretos respecto al Departamento Marítimo de Cádiz, se incluyen las «condiciones dispuestas por la junta del Departamento de Marina de Cádiz para el asiento de hospitales». Y entre estas condiciones hay varios artículos en los que se hace referencia no solo a la cantidad, sino también a la calidad del vino que se debe administrar a los enfermos y, textualmente, dice que se debe incluir: «Un cuartillo de vino de once y medio onzas a cada uno»[35], y también consta: «La obligatoriedad de tener en los hospitales una provisión de dicho vino para el consumo de cuatro meses»[36].

Más adelante, en el siglo XIX, se establecía que, en los buques de guerra, entre los víveres de los viajes a América se incluyera «un cuartillo de vino, por plaza de dotación»[37]. También se hizo obligatorio entregar a los marineros, tras un ejercicio intenso que les hiciera sudar en demasía, «una bebida que vulgarmente se conocía como sangría, compuesta de agua, vino rojo, limón y azúcar en cantidades proporcionales a un grato sabor ácido»[38] (1862). Si el azúcar se añadía con suficiente antelación, las bacterias lácticas presentes en el vino proseguirían la fermentación transformando el azúcar añadido en ácido láctico. Es posible que se debiera a esto el «grato sabor ácido», más que al limón, que en aquellos viajes parece que no era muy abundante. De lo contrario, no sería explicable la frecuente aparición de escorbuto debido a la falta de vitamina C.

---

35   *REVISTA GENERAL DE MARINA* (2009), p. 413.

36   *REVISTA GENERAL DE MARINA* (2009), p. 413.

37   *REVISTA GENERAL DE MARINA* (2009), p. 414.

38   *REVISTA GENERAL DE MARINA* (2009), p. 414.

Pero el mercado y la industrialización impusieron sus normas

Con el vino ocurrió lo mismo que ha venido sucediendo con otros alimentos: la necesidad de comercializarlo hizo que se establecieran procesos industriales para su envasado que permitieran una distribución a mercados de zonas geográficamente distantes.

Las fermentaciones, en general, siempre han sido poco comprendidas. No se conocían los agentes responsables de esas transformaciones que ocurrían en los alimentos de diversas maneras y con resultados también cambiantes y, la mayoría de las veces, imprevisibles. Y este desconocimiento duró hasta que se consiguió ver por primera vez a los microorganismos gracias al microscopio. Además, las fermentaciones de los vinos son más complejas de controlar y dirigir, ya que los microorganismos que intervienen son varios que se desarrollan conviviendo a veces y compitiendo otras. Esto hace que los resultados sean muy diferentes, puesto que les afectan gran cantidad de variables (temperaturas, punto de maduración y variedad de la uva, tipo de recipiente, etc.).

No obstante, cuando se comenzó a comercializar el vino, era necesario ofrecer a los consumidores unas características organolépticas constantes. Pero al alargar el tiempo desde la producción hasta su consumo, aquellos vinos frescos y con fermentaciones poco entendidas les solían dar problemas de agriado y, en general, alteraciones sensitivas que lo hacían menos apreciable. Y, por ello, se comenzó a pasteurizar el vino para estabilizarlo, de tal forma que los gérmenes fermentativos no siguieran su evolución. Por desgracia, este proceso, tan beneficioso para la industria vinícola, terminó con la existencia de elementos probióticos en los vinos envasados y destinados al mercado industrial.

El procedimiento de pasteurización que se empezó a practicar con el vino se debe al famoso químico francés que le dio su nombre, Louis Pasteur. Este científico ejercía como decano de la Facultad de Ciencias de la Universidad de Lille, en Francia, una zona vinícola por excelencia. Allá por el año 1854, cuando se empezó a comercializar y alargar por tanto el periodo de consumo, los productores del vino comenzaron a tener que afrontar considerables pérdidas económicas dado que con el tiempo el vino se agriaba. Pasteur, al comparar los posos del vino, encontró que los microorganismos en los vinos sanos eran distintos a los que encontraba en los vinos defectuosos.

Como solución, planteó la posibilidad de desactivar esos microorganismos. Se dio cuenta de que, para ello, bastaba con mantener el vino a una temperatura de 50 °C durante un tiempo determinado. Esta temperatura puede resultar baja para eliminar los gérmenes en otro tipo de alimentos, pero debemos tener en cuenta que la presencia de alcohol y el pH bajo que se produce por la fermentación del vino hace que el efecto del tratamiento térmico sea más efectivo.

Ahora sabemos que, durante la elaboración del vino, aparece una bacteria en concreto, causante de procesos fermentativos, que origina degradación y defectos en el producto final. Esto es debido a que, como buen lactobacilo, metaboliza los azúcares y baja el pH, acidificando así el alimento en el que se encuentra. Y resulta que este microorganismo, conocido como *L. kunkeei*, es un probiótico que, como últimamente se ha descubierto, también se encuentra en la miel cruda y tiene la facultad de estimular el sistema inmune, siempre y cuando esas bacterias se ingieran vivas. Cuando Pasteur decidió tratar por calor los vinos de su época, para evitar los defectos organolépticos, es precisamente este uno de los gérmenes que resultan eliminados.

Desde entonces y por mucho tiempo, los vinos se vinieron tratando con calor para asegurar su estabilidad. Lógicamente, estos tratamientos, que buscaban desactivar los elementos responsables de la fermentación, tuvieron como consecuencia la eliminación de las bacterias beneficiosas, que habían supuesto un buen aporte de probióticos a los consumidores hasta aquel año de 1854.

De todas formas, también es cierto que en algunas zonas rurales se siguieron elaborando vinos que no recibían ese tratamiento, ya que eran para el propio consumo o para la venta de cercanía. Estos no necesitaban estabilización, puesto que se consumían en poco tiempo y tampoco se buscaba de forma demasiado precisa una estandarización de sabores. Por entonces, los mostos frescos se consumían dentro de la dieta mediterránea, con toda su carga de elementos beneficiosos activos.

Un rayo de esperanza

Ahora parece ser que estamos en un periodo en el que el proceso de pasteurización ya no se lleva a cabo con tanta frecuencia. Últimamente, el conocimiento más profundo de los procesos de fermentación del vino ha permitido que se consigan vinos estables sin necesidad de eliminar las bacterias lácticas. Incluso se las utiliza para conseguir vinos más agradables, por ejemplo, mediante la fermentación conocida como «fermentación maloláctica».

Esta fermentación se produce de forma espontánea, cuando las condiciones de temperatura son las adecuadas. Ocurre por la intervención de las bacterias lácticas que siempre están activas en el vino. También se la conoce como «segunda fermentación». Es la que le va a dar el carácter que se busca en cuanto a buqué, aromas y texturas. Y, precisamente, esta fermentación es originada por las bacterias lácticas tan beneficiosas para la composición de la microbiota.

Sobre las producciones de vino en Andalucía, también se tienen referencias desde la época romana. Se pueden ver monedas de entonces con representaciones de racimos de uvas.

Aunque se estuvo a punto de perder este cultivo con la invasión musulmana, parece ser que consiguió mantenerse e incluso medrar entre los andaluces de entonces. Los bereberes que llegaron de las zonas desérticas suavizaron su rigidez religiosa cautivados por los encantos que les ofrecía aquel Al-Ándalus. Está claro que la admiración que les despertó esta bebida prevaleció incluso sobre los preceptos religiosos, y tanto musulmanes como judíos y cristianos mantuvieron el cultivo de la vid y la producción de vino de forma tal que en algunos escritos se reconoce que se produjo una expansión significativa.

De aquellos tiempos han quedado como reliquias las producciones actuales de los caldos frescos, que se conocen como mosto, con apenas 12° de alcohol, y que, tradicionalmente, se consumen con solo un par de meses de fermentación en bocoyes de madera de castaño. En el Aljarafe sevillano hay una serie de pueblos que ofrecen la posibilidad de disfrutar de un mosto joven, que contiene su flora fermentativa intacta y activa. Gracias a esto se mantiene el consumo de una ancestral aportación de probióticos.

En el final del otoño es costumbre acudir a las bodegas familiares y realizar la Ruta del Mosto, donde se sirve este vino muy joven, en pleno inicio de la fermentación, pero con todos los microorganismos fermentativos saludablemente activos. Seguramente, esta posibilidad de adquisición de probióticos también perdurará en muchos otros lugares, donde los caldos jóvenes se ofrezcan en la misma zona de producción y, por tanto, sea innecesaria la estabilización por calor, lo que permitirá la supervivencia de los probióticos fermentativos.

La aportación de probióticos beneficiosos para la microbiota intestinal a través del vino actual es motivo de varios estudios científicos. Se ha demostrado mediante una investigación publicada en la revista *Food Microbiology*, por el grupo de Biotecnología Enológica Aplicada del Instituto de Investigación en Ciencias de la Alimentación, un centro mixto de la Universidad Autónoma de Madrid y del Consejo Superior de Investigaciones Científicas. Han comprobado, en ensayos realizados con humanos, que «el consumo moderado de vino incrementó en el intestino la presencia de una serie de bacterias, con beneficio en el ser humano (bifidobacterias y *Lactobacillus*). Estas bacterias logran disminuir la permeabilidad intestinal ante algunas toxinas relacionadas con enfermedades metabólicas».

Además hay en esta bebida alimento para la probiota; se trata de los polifenoles que son los prebióticos que vienen incluidos en el vino. Algunos vinos no solo contienen bacterias activas, sino que también entran en su composición una serie de elementos llamados polifenoles, que se han mostrado como favorecedores de la actividad de la microbiota en nuestro intestino.

Las bacterias orales e intestinales son capaces de transformar los compuestos fenólicos en nuevas sustancias que al parecer pueden influir sobre algunas afecciones, ya que realmente podrían tener impacto sobre los procesos implicados en el desarrollo de determinadas enfermedades. Y aunque todavía menos estudiado, se está empezando a detectar la existencia de una interacción de los polifenoles con la microbiota humana. Ocurre al producirse la metabolización de los compuestos fenólicos presentes en el vino, por los microorganismos orales e intestinales.

Los polifenoles se encuentran en concentraciones distintas y con diferentes variedades. Esto va a depender del tipo de vino, de la variedad de uva utilizada en su producción y de los procedimientos que han permitido la fermentación. Es en el colon donde la microbiota juega un papel importante al metabolizar estos compuestos que les llegan intactos. Por ejemplo, se conoce una mayor presencia y variedad de compuestos fenólicos en los vinos tintos.

«Los polifenoles son metabolizados extensivamente durante su paso a través del tracto intestinal, estimándose que el 90-95 % de los polifenoles de la dieta no son absorbidos directamente y se acumulan en el colon»[39].

«El alcohol está presente en el vino, aumenta la solubilidad de los polifenoles y debido a ello, la absorción intestinal es más efectiva»[40].

Existen evidencias científicas de que algunos polifenoles presentes en el vino podrían actuar en nuestro organismo al modular la microbiota oral e intestinal humana. Ya se están comercializando muchos productos dietéticos basados en elementos procedentes de la uva ricos en polifenoles.

39   CLIFFORD, M. N. (2004). «Diet-derived phenols in plasma and tissues and their implications for health». *Planta Med* 2004, 70: 1103-1114.

40   DONOVAN, S. *et al.* (2002). «GTPase activating proteins: critical regulators of intracellular signaling». *Biochim Biophys Acta* 1602(1): 23-45.

CAPÍTULO 16

Los vinagres también están infravalorados

Los vinagres también están poco valorados en cuanto a su aportación a nuestra microbiota. «En la antigua Grecia, Hipócrates recetó vinagre de sidra de manzana mezclado con miel para una variedad de síntomas, que incluyen tos y resfriados»[41].

Conforme comprendemos más sobre el efecto que tienen los alimentos fermentados en el intestino y la importancia de la flora intestinal, también conocida como microbioma, para diferentes procesos en el cuerpo, el consumo de vinagre ha vuelto a ser el centro de atención[42].

Cuando el vino se deteriora, se suele decir que se ha avinagrado, y debió ser el resultado de los vinos que antes de conocer los procesos de pasteurización se desviaban de la fermentación deseada y adquirían sabores que no permitían su comercialización.

Tras la fermentación de los azúcares por las bacterias y las levaduras se produce alcohol, pero, si posteriormente no se dirige bien la fermentación y durante unos meses se permite el contacto del vino con el oxígeno, aparece el ácido acético. El aumento de acidez

---

41   ALI, K. (2019). «Beneficios del vinagre de sidra de manzana». *Cosmopolitan* México. https://www.cosmopolitan.com.mx/salud-bienestar/beneficios-del-vinagre-de-sidra-de-manzana-y-lo-que-necesitas-saber-de-el/ [Consulta: 7 de octubre de 2021].

42   ALI, K. (2019). «Beneficios del vinagre de sidra de manzana». *Cosmopolitan* México. https://www.cosmopolitan.com.mx/salud-bienestar/beneficios-del-vinagre-de-sidra-de-manzana-y-lo-que-necesitas-saber-de-el/ [Consulta: 7 de octubre de 2021].

viene acompañado de la eliminación total del alcohol que se produjo en la formación del vino.

Este vino estropeado se utilizaba para otros menesteres en la cocina, como aliño, y también se aprendió a emplear para la conservación de alimentos. Y es que las bacterias responsables de la putrefacción de los alimentos no pueden proliferar si el pH se encuentra en niveles bajos debido a la acidificación, como el vinagre, el limón, etc.

Nada que envidiar a bebidas que nos llegan de Oriente como la kombucha

Dada la apetencia que se ha venido instaurando sobre los fermentados exóticos, hoy en día se está extendiendo el consumo de la kombucha. Se obtiene mediante la fermentación del té, con la adición de algún tipo de azúcar. El resultado final es un líquido ácido sobre el que sobrenada una capa semisólida que llaman «scoby». La fermentación se produce por el desarrollo de unas bacterias que transforman el azúcar en ácido acético y una levadura que conforma la capa superficial (scoby).

El vinagre también lleva ácido acético y en el proceso de fermentación se forma, asimismo, una capa de levadura superficial que, en este caso, se conoce como «la madre del vinagre». Así que sepamos que esta magnífica fuente de probióticos también la hemos tenido a nuestra disposición a través de los siglos y fue otro más de los alimentos fermentados que embarcaban en las grandes travesías y que tantas vidas debieron salvar.

El vinagre es otro de tantos fermentados ancestrales

Se sabe que en Mesopotamia hacían ya vinagre, aunque en este caso era de cerveza. La referencia más antigua de la producción de este fermentado se encontró en las tumbas de Egipto. También se tienen noticias de que los romanos, los griegos y los fenicios lo utilizaban para conservar alimentos y como aliño en la cocina.

En el caso del vinagre vino a ocurrir como con otros alimentos fermentados, en los que descubrieron propiedades curativas al aplicarlos sobre heridas o al emplearlos en enfermedades en la piel.

Los romanos los consumían mezclados con la salsa de hígados de pescado azul fermentado, que llamaban *garum* y que se producía en Cádiz en grandes cantidades. La mezcla de *garum* con vinagre era conocida como *oxigarum* y, por lo que sabemos, no sería muy del agrado de los consumidores actuales. Por las calles de Roma, y en los establecimientos de comidas, era muy común una bebida que consideraban energética y que llamaban «posca», que se vendía a bajo precio. Le atribuían virtudes curativas frente a lo que hoy conocemos como infecciones bacterianas.

De re coquinaria es un libro de recetas, atribuido a Marco Gavio Apicio, un romano del siglo I, en el que gran parte de las recetas que aparecen incluyen como ingrediente el vinagre. Y, curiosamente, es el primer escrito que se preocupa por el desperdicio de alimentos, ya que también explica cómo aprovechar las sobras.

Los griegos, por su parte, además conocían las excelencias de tomar el vinagre mezclado con agua y miel, que en su caso llamaron *oxycrat*. Constituía un magnífico cóctel de probióticos. Tanto el vinagre como la miel, en su estado natural, suponen una variada combinación de microorganismos beneficiosos.

Es normal que lo consideraran útil para curar heridas y enfermedades del estómago e, incluso, problemas respiratorios. Hipócrates, considerado como padre de la medicina, limpiaba con él las llagas y lo prescribía para curar las enfermedades que hoy tratamos con los antibióticos. No es de extrañar, ya que es muy posible que se tomara sin ningún tipo de tratamiento térmico.

Los vinagres más conocidos desde la Antigüedad son los procedentes del vino y de la manzana. Posiblemente también el vinagre de manzana sería el resultado de fallos en la fermentación de la sidra. Hoy en día, los sistemas de producción nos permiten disponer de una importante variedad de vinagres, para los que se utilizan diferentes materias primas:

- Vinagre de sidra de manzana.
- Vinagre de arroz.
- Vinagre aceto-balsámico de Módena.
- Vinagre de plátano o criollo.
- Agrás o vinagre de uva verde.
- Vinagre de alcohol puro, vinagre blanco o de limpieza.

Por desgracia, no siempre podemos tener la seguridad de que se ha respetado la supervivencia de los probióticos que propiciaron la fermentación con la evitación de cualquier tratamiento que los desactive.

CAPÍTULO 17

La cerveza también fue y puede volver a ser una bebida probiótica

Parece ser que hay ahora un cierto interés por la producción de cerveza artesana, que no haya sufrido un tratamiento térmico tras la fermentación. Si se hace así también será, como antaño, fuente de microorganismos probióticos.

La cerveza también nos acompaña desde la noche de los tiempos. Seguramente habría que considerarla como una de las bebidas procesadas más antiguas del mundo. Junto con el vino, se suponen las bebidas más consumidas a lo largo de la historia. Al menos es la primera bebida de cuya producción se tiene constancia a nivel industrial. Empezó a fabricarse en el antiguo Egipto y Mesopotamia y es conocida desde hace unos 13 000 años.

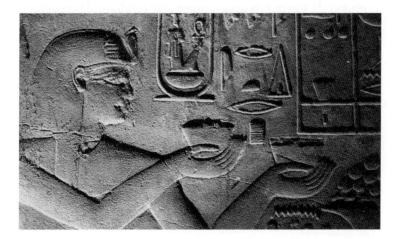

Un grupo de arqueólogos de la Universidad de Stanford encontraron la primera receta, de hace unos 5000 años, de la producción de algo parecido a la cerveza. Durante una excavación en el río Wei de China, descubrieron los utensilios e ingredientes más antiguos conocidos hasta el momento, necesarios para una completa elaboración de cerveza. Tras analizar los restos de ingredientes que se mantenían conservados en recipientes como ollas, embudos y ánforas, se encontró que se trataba de mijo, tubérculos, lágrimas de Job y cebada. Ingredientes todos, en cierto modo, apropiados para preparar una bebida fermentada parecida a la cerveza actual.

> Los egipcios llegaron más lejos al utilizar tópicamente las levaduras de la cerveza que impedían o curaban la infección de las heridas. Su intuición les llevó a establecer la primera aplicación conocida de la antibiosis, que después se ha podido documentar. Modernamente se demostró que un alto inóculo de levaduras inhibe el crecimiento de *Staphylococcus aureus,* responsable de dermatitis como la forunculosis o el impétigo[43].

Pero aquella cerveza ancestral era muy diferente a la que conocemos ahora como tal. En principio, según los testimonios arqueológicos del antiguo Egipto que han llegado hasta nosotros, podemos aventurar que, en cuanto a la carga microbiológica, era lo más parecido a un pan sin hornear. Las materias primas eran las mismas, y los gérmenes intervinientes en la fermentación no diferían mucho de los que hoy se siguen utilizando en las panaderías: trigo o cebada, agua, sal, bacterias acidificantes y una levadura.

Y, por cierto, la levadura que fermenta el pan es la misma que fermenta la cerveza, *Saccharomyces cerevisiae,* que es uno de los más apreciados probióticos. Igualmente, las bacterias lácticas que intervienen también son muy similares en ambas fermentaciones. Y

---

43   SOCIEDAD ESPAÑOLA DE QUIMIOTERAPIA. «La cerveza y el vino, protagonistas en la historia de la infección». https://seq.es/curiosidades-en-la-historia-de-los-antimicrobianos/la-cerveza-y-el-vino-protagonistas-en-la-historia-de-la-infeccion/ [Consulta: 3 de marzo de 2015].

como materias primas, aunque variaban de unas zonas a otras, normalmente recurrían a cereales triturados y algo de frutos secos con la inclusión de hierbas aromáticas.

En Egipto se usaba espelta en lugar de cebada y se le añadía miel, dátiles e higos. Por ello las bacterias lácticas también tenían su función, ya que la existencia de hidratos de carbono en los cereales y la inclusión de azúcares procedentes de los higos y dátiles les permitían su desarrollo, transformando a estos nutrientes en ácido láctico.

Asimismo, desde el Egipto antiguo tenemos noticias de los problemas que ocasionaba la falta de moderación en cuanto al consumo de las cervezas que culminaban la fermentación alcohólica. Por los jeroglíficos que han llegado hasta nosotros, sabemos que en las ciudades egipcias abundaban las llamadas «casas de la cerveza», donde se bebía sin medida, e incluso algunas de estas representaciones se refieren a las borracheras de los grandes bebedores.

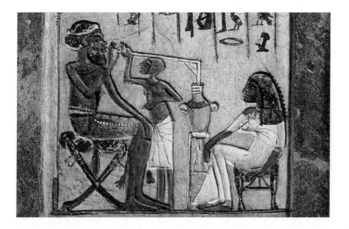

Y es que la cerveza, aunque se consideraba un alimento, si se dejaba madurar con el tiempo preciso, adquiriría un cierto grado alcohólico. Seguramente contendría las dosis de alcohol necesarias para los que la usaban para divertirse u olvidar, más que para nutrirse. Aquellas cervezas también contarían con una respetable carga de probióticos, ya que no se tienen noticias sobre tratamientos por calor posteriores a la fermentación.

Era una bebida muy común en las familias que, en algunos casos, no incluiría mucho alcohol

Con los datos que tenemos, podemos suponer que la producción de cerveza estaría en niveles distintos en cuanto al grado alcohólico. Obedecería al nivel de fermentación en que se encontrara en el momento que fuera consumida. Su contenido de alcohol se vería determinado por la frescura y juventud del producto a la hora de su consumo. En el caso de la cerveza de corta fermentación, es de suponer que contuviera muy escasa producción de alcohol, ya que las levaduras necesitan un tiempo para generarlo. Sin embargo, la fermentación láctica en climas cálidos se inicia y culmina con más rapidez.

Esto explicaría que fuera considerada un alimento de consumo diario en las familias, incluidos los niños. De otra forma, no se podría entender que se empleara para sustituir el consumo de agua, como ya se conoce que ocurría.

Por todo esto, no es nada extraño que fuera un combinado con mucha variedad. Había diferentes tipos de cervezas con sabor dulce o salado. La densidad llegaba al extremo de que algunas fueran espesas y cremosas hasta el punto de consumirse como alimento sólido.

Parece, por lo tanto, que, efectivamente, era algo muy parecido a un pan fermentado, pero crudo y sin pasar por el horno. Así tomaban los microorganismos beneficiosos que habían consumido la fermentación, vivos y capaces de enriquecer las floras intestinales de aquellos pobladores del Egipto antiguo.

De hecho, mucho tiempo después, en la Edad Media de nuestra Europa, allá por el siglo XIII, los monjes eran los encargados del proceso de elaboración de la cerveza. Entonces también la hacían mezclándola con pan ya fermentado, que cocían en agua con otros ingredientes. Luego la dejaban fermentar de nuevo para conseguir un alimento con cierto parecido a la cerveza del Egipto antiguo, hasta el punto de que la llamaban «pan líquido». En Europa, también se tiene infinidad de referencias ancestrales de la producción de aquella cerveza que, una vez fermentada, se consumía sin tratar térmicamente y era, por tanto, muy rica en probióticos.

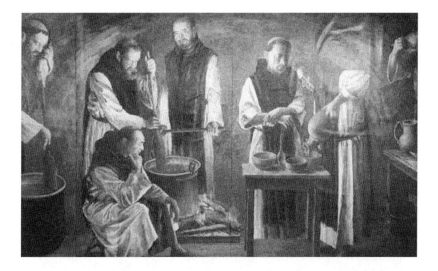

La uva necesaria para hacer el vino no se cultiva con facilidad en los países nórdicos. Por ello, fue la cerveza la que se consumió prioritariamente, en grandes cantidades y de forma constante. Sin embargo, en los climas más cálidos de todo el sur de Europa, donde el cultivo de la uva se daba con más facilidad, fue el vino la bebida más habitual. Tengamos también en cuenta que, entonces, la cerveza tenía unos sabores muy distintos a los que ahora conocemos y tampoco se disponía de grifos que la dispensaran helada.

Durante muchos milenios, ambas bebidas eran preferibles al agua poco saludable a la que tenían acceso en aquel entonces y proporcionaron, a su vez, los probióticos que tras las diversas fermentaciones permanecían activos. Cabe suponer que aquellos microorganismos pertenecían a una gran diversidad de géneros, dada la variedad de recetas y métodos de producción, que originarían fermentaciones muy distintas con infinidad de gérmenes fermentativos.

Parece que también levantaba pasiones entre la nobleza, como es el caso de Federico el Grande, el emperador alemán, quien, en 1777, al parecer un tanto enfadado, proclamó la defensa del consumo de cerveza frente al café:

Todo el mundo está utilizando café. Mi gente tiene que beber cerveza. Su Majestad fue criado en la cerveza y así fueron sus antepasados y sus oficiales. Muchas batallas se han librado y ganado por los soldados alimentados con cerveza y el rey no cree que los soldados bebedores de café puedan soportar las dificultades o golpear a sus enemigos en el caso de la aparición de una nueva guerra[44].

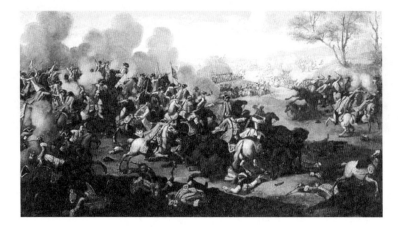

La cerveza también puede volver a ser una bebida probiótica

En la actualidad, existe una tendencia a producir cervezas artesanales. Estas cervezas, que no se suelen pasteurizar para su comercialización, llegan a los consumidores con una importante carga de levaduras y bacterias activas y saludables.

Las bacterias gramnegativas producen en el intestino unas toxinas poco saludables y perjudiciales para el consumidor (endotoxinas). Sabemos que la cerveza sin pasteurizar aporta una serie de microorganismos que son antagonistas de las bacterias

---

44   SANZ, J. (2013). «La cerveza medieval, lúpulo frente a gruyt». https://historias-delahistoria.com/2013/09/05/la-cerveza-medieval-lupulo-frente-a-gruyt [Consulta: 3 de enero de 2022].

gramnegativas. Esto se mantendrá así, si no se somete a un filtrado capaz de retener gran parte de los microorganismos que llevaron a cabo la fermentación.

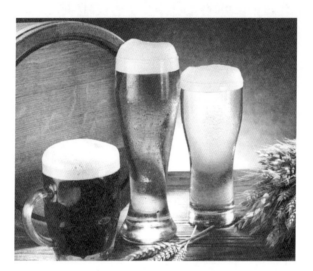

Quizás con el consumo de la cerveza que se comercializa en plena actividad fermentativa se produzca un equilibrio bacteriano, de tal forma que atenúe los efectos negativos de la ingestión de alcohol.

En España, el consumo de cervezas artesanas apenas supone el 0,3 % del total. Pero en el resto de Europa cada vez crece más el consumo de las cervezas artesanales. Son una serie de cervezas que, por su proceso de producción, se incluyen dentro de la denominación de «cerveza *sour*».

La elaboración de la cerveza *sour* es lo más parecido a los antiguos sistemas de producción, antes de que la humanidad descubriera los procesos de pasteurización y esterilización. Todas ellas contienen bacterias y levaduras activas que suponen un gran aporte para el refuerzo de la microbiota intestinal. Son cervezas que suelen ofrecer sabores ácidos y aromáticos, y en general el grado alcohólico es bajo. La fermentación se realiza incorporando levaduras salvajes y, en algunos casos, incluso hongos o bacterias que le dan a las cervezas *sour* ese sabor tan especial.

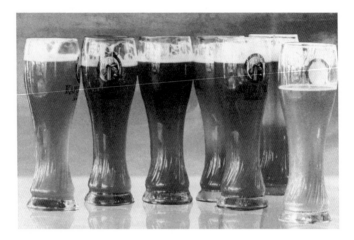

Entre las cervezas que se producen utilizando ese procedimiento existen diferentes variedades:

- Dos tipos de cervezas belgas: la Flanders, que se fermenta en grandes tinas de madera, y la Lámbica, que se hace con trigo.
- El tipo *American Wild Ale*, que se produce en EE. UU.
- En Alemania, se hace la cerveza tipo Gose, que es una cerveza *sour* hecha con cilantro y la *Berliner Weisse*, con poco contenido en alcohol.

Tal vez tendríamos que preguntarnos si, en realidad, con la industrialización actual de la mayoría de las cervezas comercializadas, estamos eliminando las propiedades más beneficiosas de esta ancestral preparación que en su proceso de fermentación adquiere y puede entregarnos una buena colección de gérmenes beneficiosos. Pero solo si sabemos preservarlos.

Como ya hemos visto, ahora parece imponerse como tendencia gastronómica el empleo de fermentados en la restauración, tendencia fomentada por el creciente interés de la sociedad en la alimentación saludable. Quizás sea el momento de aprovechar esa preocupación para dar a conocer las ventajas de consumir la cerveza con toda su carga de probióticos en plena forma.

CAPÍTULO 18

Los prebióticos, nutrientes capaces de llegar hasta nuestra microbiota y alimentarla

Cuando los homínidos se hicieron eficaces cazadores, consiguieron enriquecer su aporte nutricional al acceder a importantes cantidades de proteína animal. Pero su dieta siguió siendo variada ya que continuaron consumiendo frutos, semillas y tubérculos.

Fuimos, por tanto, omnívoros desde el principio de nuestra andadura como especie. Ya desde entonces debimos disponer de una significativa y variada cantidad de bacterias probióticas que poblaba nuestra flora intestinal. Ahora sabemos que la leche materna se sirve trufada de bacterias probióticas que nos ayudan a pasar la etapa más peligrosa de nuestra existencia: nuestra infancia. Y debemos tener en cuenta que, por eso, somos la especie que experimenta el periodo dependiente de los adultos más largo.

Y, para alimentar a nuestra flora intestinal, también desde entonces tenemos acceso a los prebióticos; esas fracciones de los nutrientes que ingerimos y que les entregamos a los microorganismos que pueblan nuestro colon para que las metabolicen. Son alimentos que hacen el recorrido por nuestro aparato digestivo, en su mayor parte, sin digerir, y, una vez en el colon, les sirven de alimento. Y es que nuestra flora intestinal también necesita metabolizar nutrientes que transforman para alimentarse.

Ya sabemos que la ingesta de microorganismos probióticos, cuando los tomamos activos con alimentos fermentados, es beneficiosa. Estos microorganismos han sido los agentes responsables de la transformación de los nutrientes. Pero hay que considerar también que, dentro de nuestro colon, las bacterias que forman la microbiota continúan su actividad fermentativa y, para eso, ellas necesitan ese aporte de nutrientes que transformar.

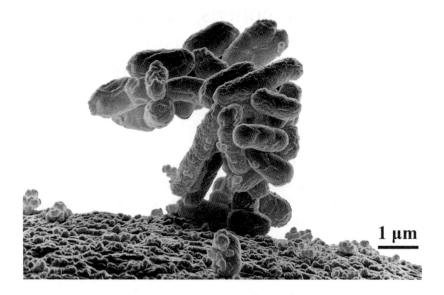

1 μm

De esta forma, generan gases y otras sustancias, como el ácido láctico o el ácido propiónico. Y, por supuesto, también el más importante para nuestra salud: el ácido butírico. Estos ácidos transforman el pH convirtiéndolo en un caldo de cultivo ideal para el crecimiento de las bacterias beneficiosas e impidiendo el desarrollo de las que nos son perjudiciales. Para ello, se sirven de los nutrientes que han llegado hasta el colon, tras atravesar nuestro intestino sin haber sido metabolizados por nosotros en su totalidad. Son los que se conocen como los prebióticos.

Que ocurra esto va a ser nuestra responsabilidad, ya que dependerá de la elección de alimentos con los que compongamos nuestra dieta. La ingesta de alimentos que supongan sustancias nutritivas para las bacterias que ocupan nuestro colon no solo favorece su multiplicación, sino que, al metabolizar los nutrientes, generan elementos que, cada vez más, se están descubriendo como grandes benefactores para la salud de nuestro organismo. Se trata principalmente de una serie de polisacáridos y fibra para cuya hidrolización necesitaríamos unas enzimas de las que carecemos. Por ello, nuestro cuerpo no los puede descomponer en su totalidad. Así que, como ya hemos dicho, al ingerirlas llegan al colon sin metabolizar y pasan a convertirse en nutrientes para las bacterias que residen en él.

En resumen, un prebiótico, para nutrir a la microbiota, debe reunir una serie de cualidades:

- El alimento debe contener un nutriente que atraviese el estómago y el intestino delgado sin ser metabolizado.
- Una vez alcanzado el colon, debe posibilitar que las bacterias lo fermenten.
- Y, además, la fermentación que propicie debe favorecer la proliferación de microorganismos que realmente supongan un beneficio para la selección de nuestra microbiota.

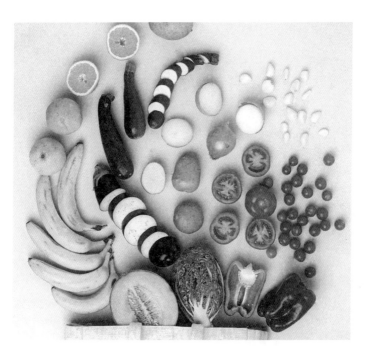

Estos elementos se encuentran principalmente en frutas, granos enteros, legumbres y vegetales como alcachofas, ajos, cebollas, espárragos, patatas, plátanos verdes, manzanas, albaricoques, zanahorias o cereales como salvado de avena y trigo entero. También, como veremos más adelante, los almidones se transforman en resistentes mediante una serie de procedimientos que explicaremos.

Contamos, asimismo, con combinaciones maravillosas. Existen alimentos fermentados que, además de proveernos de las bacterias activas que van a engrosar las filas de la microbiota, vienen acompañados de los nutrientes necesarios para fomentar también el desarrollo de todas las que se encuentran en el colon. Por ejemplo, ya conocemos el caso de las aceitunas fermentadas, las cuales además de entregarnos las bacterias, nos aportan una importante proporción de fibra vegetal. Al aumentar la ingesta de fibra dietética, aumenta también la cantidad de ácido butírico en el intestino. Las aceitunas nos entregan alimento para nuestra microbiota y, si son sin pasteurizar, también los microorganismos vivos.

CAPÍTULO 19

Ácido butírico, un combustible para esos pequeñitos seres vivos que forjan nuestra salud desde el interior del intestino

Otro campo en el que los resultados de los estudios parecen prometedores es el de la neurología, y cada vez hay más evidencias de la relación que hay entre el intestino y el sistema nervioso. Se está comprobando que el ácido butírico es un encargado de proteger las neuronas en enfermedades neurodegenerativas, como en el caso del párkinson. Además, también se sabe que mejora el metabolismo neuronal, aportando energía a estas células. El butirato podría, por tanto, ejercer un papel protector de las distintas funciones cognitivas, como la memoria o la resolución de problemas[45].

El ácido butírico se dio en llamar así porque se detectó por primera vez en la mantequilla (en latín se la denomina como *butyrum* o *buturum*). Pero, a pesar de que su concentración en la mantequilla es mayor a medida que esta se va tornando más rancia, la cantidad de ácido butírico sigue siendo muy pequeña, tal como ocurre en los aceites vegetales. Si queremos dotar a nuestra microbiota de

---

45   ALIMENTE (2021). «Ácido butírico: el potente combustible para el bienestar intestinal». https://www.alimente.elconfidencial.com/bienestar/2021-12-26/acido-butirico-proteccion-intestinal_2751640/#:~:text=El%20%C3%A1cido%20but%C3%ADrico%20es%20el,un%20efecto%20antiinflamatorio%20e%20inmunomodulador [Consulta: 3 de enero de 2022].

una cantidad significativa de este nutriente tan importante para ella y, por ende, para nosotros, podemos conseguirlo aumentando la ingesta de fibra dietética. Después las bacterias se encargarán de transformar esa fibra en ese beneficioso ácido.

Cuando se produce la fermentación de los alimentos que ingerimos ricos en almidón resistente o en fibra soluble, se forma en el colon el ácido butírico. Este elemento, generado por los mismos probióticos, resulta, a su vez, para estos microorganismos una importante fuente de energía. Por ello, el almidón resistente está considerado una de las principales fuentes alimentarias prebióticas para conseguir una saludable microbiota.

Los estudios que se vienen publicando sobre esta cuestión hacen que cada vez sea más evidente su importancia para nuestra salud. Ahora se sabe que este ácido evita el desarrollo de algunos agentes bacterianos responsables de la pérdida de nuestro bienestar intestinal. En particular, ejerce una acción beneficiosa cuando el equilibrio de la microbiota resulta afectado de forma negativa, a causa, por ejemplo, del uso de antibióticos.

Alimentos fuente de ácido butírico:

- Cereales integrales y preparados derivados, como el pan.
- El plátano verde.
- Semillas, como el lino.
- Legumbres como lentejas, guisantes o garbanzos.
- Tubérculos como la patata o el nabo.
- Los lácteos enteros, no desnatados.
- Algunos productos fermentados como el chucrut.

CAPÍTULO 20

El maravilloso almidón resistente que merece un capítulo aparte

Se conoce como almidón resistente a la fracción del almidón que es capaz de resistir a la digestión y se mantiene así a lo largo del tracto gastrointestinal.

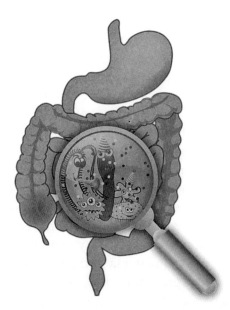

Los carbohidratos tienen mala fama. Tanto en las dietas de adelgazamiento como en las restricciones alimentarias que exigen prescindir de los azúcares. La verdad es que en muchos casos privarse de ellos suponen un sacrificio ya que suelen ser apetecibles en general. Y es que nuestro organismo está perfectamente dotado para aprovechar los nutrientes que nuestros ancestros tenían a su disposición. La evolución natural nos proveyó de las enzimas necesarias para digerir esos hidratos de carbono que había en las semillas de cereales, las frutas silvestres, las raíces… Alimentos que recolectaban, todos ellos, ricos en azúcares, que suponían energía calórica, tan conveniente entonces.

Gracias a esas adaptaciones evolutivas, somos muy eficientes en transformar los almidones, que son polisacáridos, en glucosa que queda a disposición de nuestro sistema metabólico para conseguir energía. Esto les permitió servirse de unos elementos nutritivos, como decimos, muy calóricos, ideales para una vida muy activa y en unos tiempos en los que nuestro organismo necesitaba esas calorías de más para sobrevivir.

Pero esta ventaja evolutiva, que se fue forjando durante generaciones, no había previsto los cambios sociales que nos iban a permitir una vida sedentaria con exceso de calorías, en particular de las procedentes de los azúcares, con tantos carbohidratos como tenemos hoy a nuestra disposición. De esta forma, toda esa energía sobrante que ingerimos y que no quemamos se convierte en grasa y, por tanto, en michelines.

Se podría pensar que ya están tardando nuestros genes en revertir esa adaptación, pero, por desgracia, una adaptación evolutiva no se produce al mismo ritmo que los cambios en nuestro estilo de vida. Y así lo estamos pagando: epidemia de obesidad, incremento de enfermedades cardiovasculares, etc.

Pero tenemos buenas noticias. Hay una manera de convertir los almidones en algo similar a la fibra, de forma tal que no solo adquieran un índice glucémico más bajo, sino que pasen por nuestro intestino casi intactos y sin metabolizar. De esta forma, nuestro páncreas no tendrá que hacer horas extras para generar la insulina que se necesita contra la glucemia. Además, serán alimentos menos calóricos y, por si fuera poco, al llegar al colon sin digerir se convertirán en alimento prebiótico para nuestra flora intestinal.

A estas alturas, puedo imaginar que los amantes de estos alimentos estaréis deseando conocer cómo conseguir convertir así a los hidratos de carbono que no os dejan comer con libertad. Como decimos, al no haber sido asimilado, llega hasta el colon permaneciendo disponible para la microbiota que allí reside. Al ser transformado el almidón de su estado normal, el almidón resistente resulta similar a la fibra alimentaria y aporta, por tanto, nutrientes que sirven de alimento a las bacterias intestinales. Y no podemos dudar de que todo lo que suponga dar ventaja al desarrollo de la microbiota interna aporta innumerables beneficios para nuestra salud.

> Se incluye también en la denominación de almidón resistente a otros elementos que quedan de forma residual, al no ser absorbibles mediante la digestión. Al mostrarse como una fibra fermentable, el almidón resistente debe considerarse como un importante prebiótico. Se sabe que el almidón resistente tiene la facultad de regular la variedad de composición de la microbiota, lo que produce un aumento de los probióticos y una disminución de las bacterias patógenas. Y lo más importante es que son en especial los grupos microbianos productores de butirato los que resultan favorecidos[46].

Muchos alimentos contienen de forma natural almidones con la cualidad de resistentes, y también se encuentran en ingredientes utilizados como aditivos alimentarios. Es el caso de la harina de trigo que, cuando es integral, puede contener hasta un 14 % de almidón resistente; sin embargo, la harina refinada tan solo contiene alrededor del 2 %.

Pero cuando el aumento en el contenido de almidón resistente se produce verdaderamente es cuando el alimento se somete durante varias horas a un enfriamiento posterior al cocinado. Al

46   MARTÍNEZ, I., KIM, J., DUFFY, P., SCHLEGEL, V. y WALTER, J. l. (2010). «Resistant Starches Types 2 and 4 Have Differential Effects on the Composition of the Fecal Microbiota in Human Subjects». *Plos One*. https://journals.plos.org/plosone/article?id=10.1371/journal.pone.0015046 [Consulta: 4 de enero de 2021].

calentar y enfriar el almidón, debido a cambios en su estructura molecular, sufre retrogradación, lo que lo convierte en menos soluble en un medio acuoso. En nuestra casa, es muy fácil conseguir la retrogradación del almidón.

Como hemos dicho, nuestra evolución nos dotó de la enzima amilasa necesaria para digerir los almidones. Y que esto que en los inicios del ser humano fue tan ventajoso hoy no nos resulta muy conveniente. Y la genética no puede cambiar tan rápido para adaptarse a nuestra necesidad.

Pero los genes no cuentan con el frigorífico. Es algo tan simple como poner en refrigeración ese plato de pasta, esa tortilla o ese arroz durante toda la noche, y al consumirlos no calentarlos a más de 130 °C. Esto no es tan difícil ya que a partir de 55 °C la comida ya nos resulta excesivamente caliente.

Si calentamos por encima de esos 130 °C corremos el riesgo de que el almidón se convierta, de nuevo, en «no resistente» y la amilasa podría volver a convertirlo en glucosa. Al enfriar el almidón una vez cocinado, su estructura molecular cambia y despistamos a la amilasa que ya no puede realizar su función. De esta forma, alimentos con alto contenido en almidones de asimilación rápida, recién cocinados, que presentan una alta carga glucémica en su mayor parte, se convierten en resistentes. Los procesos enzimáticos no son capaces de digerir este almidón y queda entonces sin fraccionar en sus unidades mínimas, y, como ya hemos visto, de esta forma se muestra imperturbable durante todo el proceso digestivo.

Como ya sabemos, las personas con diabetes deben restringir el consumo de carbohidratos de absorción rápida como la pasta, el arroz o la patata, dado que cuentan con un alto índice glucémico. Pero, como tras la retrogradación se reduce de forma importante el índice glucémico, pueden resultar menos perjudiciales. En este caso, la cantidad de glucosa que se va a procesar será sustancialmente más baja.

Con los resultados obtenidos en los ensayos *in vitro* del grado de digestión, los almidones se han clasificado en tres fracciones principales:

- Almidón de asimilación rápida: digerido a los 20 minutos de incubación.
- Almidón de absorción lenta: cuando se produce de 20 a 120 minutos.
- Almidón resistente (AR): no puede ser digerido en el tracto intestinal y llega al colon sin asimilar.

Es importante tener en cuenta que el almidón resistente favorece la presencia de ácido butírico, algo muy conveniente para nuestra flora intestinal, ya que al ser metabolizado por los microorganismos, propiciará la creación de este ácido que constituye un nutriente de gran importancia para su desarrollo.

Porcentaje de almidón resistente para cada 100 gr de alimento en crudo y procesado[47]

Producto	Contenido de AR	Referencia
Plátano verde	8,5 %	18
Lenteja (procesada)	3,5 % (1,6-9,1 %)	19, 22
Arroz integral (procesado)	1,7 % (1,9 %)	18, 22
Patata (procesada)	1,3 % (20 %)	22, 23
Arroz blanco (procesado)	1,2 % (1,9 %)	18, 22
Plátano maduro	1,2 %	18
Avena (procesada)	0,8 % (0,5 %)	21
Garbanzo (procesado)	0,6 % (2,6 %)	21
Haba fresca (procesada)	0,6 % (1,45 %)	21
Trigo (procesado)	0,3 % (0,6 %)	21
Harina de trigo	0,2 %	17

---

47   VILLARROEL, P., GÓMEZ, C., VERA, C. y TORRES, J. (2018). «Almidón resistente: características tecnológicas e intereses fisiológicos». *Revista Chile Nutrición*. https://www.scielo.cl/pdf/rchnut/v45n3/0717-7518-rchnut-45-03-0271.pdf [Consulta: 20 de febrero de 2021].

El almidón resistente, además de nutrir a nuestra flora intestinal, tiene una serie de ventajas:

- Mejora la salud intestinal y el sistema inmunitario.
- Reduce la inflamación gracias a la aparición de propionato y acetato.
- Mejora el tránsito intestinal al convertirse en fibra alimentaria.
- Ayuda a controlar los niveles de azúcar en sangre.
- No incrementa la grasa corporal[48].

Fuentes de almidón resistente

«Recientes estudios clínicos en animales han demostrado que el almidón resistente mejora la resistencia a la insulina y los problemas asociados con el metabolismo de lípidos»[49], explica la investigadora Nuria Salazar Garzo, del Instituto de Productos Lácteos de Asturias.

Como hemos visto, el almidón resistente se encuentra en ese estado en algunos alimentos de forma natural. Son los que se conocen como carbohidratos complejos, de absorción lenta, que tienen un bajo índice glucémico. Al contrario, los hidratos de carbono simples de absorción rápida son de un alto índice glucémico. Pero, como ya sabemos, podemos bajar los índices glucémicos de los hidratos de carbono de absorción rápida transformando su estructura molecular convirtiéndolos, en ese caso, en almidón resistente. El cambio se produce simplemente al enfriar estos alimentos después de haber sido cocinados.

---

48 FUENTES-ZARAGOZA, E., RIQUELME-NAVARRETE, M. J., SÁN-CHEZ-ZAPATA, E. y PÉREZ-ÁLVAREZ, J. A. «Resistant starch as functional ingredient: a review». *Food Research International*. Volumen 43, pp. 931-942.

49 CONSEJO SUPERIOR DE INVESTIGACIONES CIENTÍFICAS (CSIC). «El efecto beneficioso del consumo de almidón sobre la resistencia a la insulina ocurre independientemente de la microbiota intestinal». https://www.csic.es/sites/www.csic.es/files/07febrero2017%20resistencia%20insulina_0.pdf [Consulta: 30 de febrero de 2022].

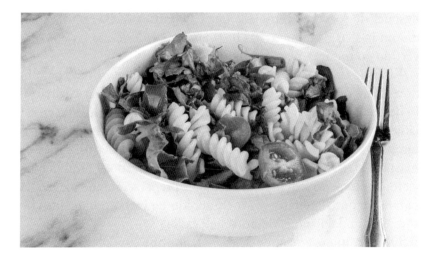

De pequeño, mis meriendas preferidas eran lo que yo reclamaba como «tortilla en la mano».

Mi madre hacía unas enormes tortillas de patatas que duraban un par de días en el refrigerador. Sin saberlo, mi madre estaba favoreciendo la conversión del almidón de absorción rápida, de las patatas que contenía aquella magnífica tortilla, en almidón resistente. De esta forma, además de nutrirnos, estábamos alimentando nuestra microbiota. Aunque por aquel entonces nuestra flora debía estar muy activa y poco dañada, gracias a la naturaleza de los alimentos que disfrutábamos en los entornos rurales.

Y esto se puede aplicar a cualquier alimento rico en hidratos de carbono que, en condiciones normales, sea de absorción rápida y, por ende, de índice glucémico alto. Basta con que, una vez cocinado, se mantenga durante más de doce horas en temperaturas de refrigeración. Se transformará entonces en un magnífico prebiótico. Y no es necesario consumirlo frío, pero, recordad, si se calienta no debe ser con temperaturas superiores a 130 °C. En cuanto a la pasta, para poder disfrutarla sin demasiada mala conciencia, la cocción se debe llevar a término de tal forma que quede como los italianos llaman *al dente*. Ya de esta forma, el IG quedará bastante atenuado. Pero si, además, la dejamos un día en refrigeración después de cocerla, la ensalada que hagamos con ella no solo tendrá un índice glucémico más bajo, sino que además se habrá convertido en todo un plato prebiótico.

El arroz es otro alimento que por el contenido y tipo de almidón que aporta cuenta con un IG muy alto. Pues si, tras cocinarlo, lo dejamos un día en refrigeración, lo podremos emplear en ensaladas o como acompañamiento y guarnición de otros platos. Y también lo podremos tomar recalentado sin que desmerezca demasiado si utilizamos el arroz de grano vaporizado. Como hemos visto, esto se hace extensivo a cualquier preparación que incluya la patata, ya que también por su contenido de carbohidratos de absorción rápida dispone de un IG elevado.

Dada la importancia de los beneficios que supone el consumo de almidón resistente, parece lógico que la industria alimentaria ofreciera alimentos que lo incluyeran en una proporción considerable. Aparte de ser una interesante estrategia comercial, el consumo de este ingrediente funcional supondría un avance en la oferta de productos claramente beneficiosos para la salud de los consumidores. Aunque, como ya hemos visto, a nivel doméstico, también podemos implementar su consumo con bastante facilidad. Y, a pesar de que suponga algún cambio en los sabores finales, siempre merecerá la pena, dadas las ventajas que nos va a aportar para nuestra nutrición.

CAPÍTULO 21

Entonces apareció la comida rápida

Y que conste que, en cuanto a los valores nutricionales, no tenemos nada en contra de este tipo de comidas. Aunque se le acusa de ser la responsable de la epidemia de obesidad, si lo analizamos detenidamente, tendremos que reconocer que una hamburguesa, una pizza o un pollo frito no generan tanto aporte de calorías como podría parecer. Son los añadidos los que suponen un verdadero peligro. Se acompañan de refrescos ricos en azúcares, patatas fritas, zumos, helados... Y estos son los verdaderos culpables de los resultados que se están obteniendo en el aumento perimetral de cinturas, muslos y papadas.

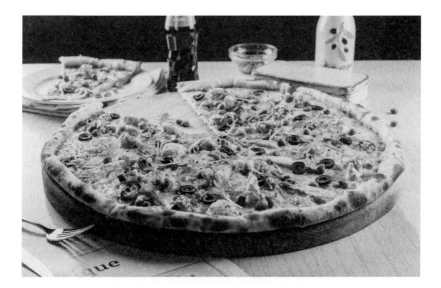

Pero el auténtico daño para una nutrición saludable, en realidad, viene dado por la absoluta carencia de probióticos, que han sido eliminados en su totalidad de estos menús que se sirven en las cadenas de comida rápida.

La hamburguesa ha sustituido para nuestra desgracia a aquellos magníficos bocadillos de jamón, queso, chorizo y salchichón tan cargados de probióticos que nos metíamos entre pecho y espalda.

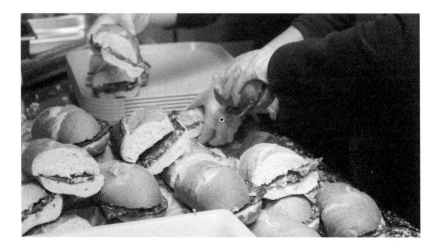

Y, en la misma línea de degeneración, aparecieron las mortadelas, los fiambres y el jamón york, todos embutidos cocidos y, por tanto, absolutamente exentos de cualquier probiótico activo. Y, así, culminaron con la tiranía de las hamburguesas y sus complementos.

Esta comida vino impuesta por las grandes inversiones en *marketing* de las poderosas cadenas de franquicias, ante las que nuestros alimentos de consumo tradicional, en general, han perdido popularidad y les ha sido imposible competir. La consecuencia es que, una vez más, los probióticos, que antes suponían una parte importante de nuestra dieta, han pasado a un mínimo nivel en los menús más consumidos.

Pueden aparecer en alguna opción de yogur de postre, que queda eclipsada por la oferta de helados, dulces, cremas y demás dulcerío, ante la que el consumidor poco informado no puede negarse.

CAPÍTULO 22

La miel, si no la maltratamos, también puede proveernos de probióticos

Los probióticos de la miel y sus derivados están siendo víctimas de las necesidades de comercialización.

Las abejas reciben de las flores, además del polen y el néctar, otras bacterias que les permiten la conservación de la miel durante su almacenamiento en la colmena. Para hacer la miel regurgitan el néctar que extraen de las flores y que previamente han mezclado con su propia saliva. De esta forma, la sustancia que emiten las obreras es mezclada de forma común. Así el polen se combina con los jugos y las bacterias probióticas del aparato digestivo de las abejas. Todo esto supone una carga de variados elementos probióticos.

«Diversas especies de lactobacilos y de bifidobacterias osmotolerantes y resistentes a los componentes antimicrobianos del polen y de la miel se encuentran entre los microorganismos dominantes en la microbiota del polen, del aparato digestivo de las abejas y de la miel»[50].

«Recientemente se ha descrito que la adición de miel al *rayeb* (una leche fermentada tradicional de Oriente Medio) aumenta significativamente la viabilidad de lactobacilos y bifidobacterias»[51].

---

50   CORBY-HARRIS *et al.*, 2014; ALBERONI *et al.*, 2016; KWONG y MORAN, 2016.
51   ISMAIL *et al.*, 2017.

Desde que el primer hombre, al aguantar las picaduras de las abejas que se defendían contra el invasor, pudo paladear la miel, hemos disfrutado de un alimento que no solo supone un regalo para el paladar, sino que también viene cargado de probióticos activos. Y es que, por ejemplo, los *Lactobacillus* habitan el aparato digestivo de la abeja y, como consecuencia, en la miel que producen aparecen vivos y dispuestos a establecerse para engrosar nuestra microbiota.

Pero es importante tener en cuenta que los microorganismos probióticos presentes en la miel son, como ocurre en general, muy sensibles a los tratamientos térmicos. Por tanto, si sometemos a la miel a una temperatura superior a 45 °C, lamento decir que podemos descartar en ella la presencia de probióticos activos. De ahí la importancia de consumir lo que se conoce como «miel cruda».

Diferencias entre la miel cruda y la miel tratada

La miel tiende a cristalizarse con el paso del tiempo debido a los cristales de glucosa que contiene en estado natural. Esto hace que cambie el aspecto de líquido más o menos espeso, haciéndola más densa y casi sólida, difícil de esparcir. Incluso, a veces, presentará un aspecto muy solidificado y quebradizo.

Para unos consumidores acostumbrados a una miel más licuada, esto les resultará incómodo. Por ello, los envasadores utilizan procedimientos que la hagan ajustarse más a la demanda de los mercados. Unos mercados que buscan la perfección en lo aparente. Pero esto ocasiona unas pérdidas importantes de los que podrían ser los bienhechores de nuestra microbiota.

Para hacerla más atractiva y favorecer su comercialización, se le añade cierta cantidad de agua. Como consecuencia de esta dilución, se corre el riesgo de que se presente una fermentación no deseada que hay que evitar. Y es que, como veremos más adelante, la densidad original de la miel es la que impide que los microorganismos que se encuentran en ella aportados por las abejas se multipliquen ocasionando un proceso de fermentación.

Por tanto, al poner más humedad a disposición de estos microorganismos, se corre el riesgo de que aparezcan mohos o que se convierta en algo parecido al hidromiel. La solución empleada para evitar esto es someter la miel a temperaturas superiores a 78 °C durante unos minutos, suficiente para inactivar cualquier microorganismo vivo y beneficioso que viniera acompañándola. Así se consigue fundir los cristales de glucosa y destruir a los gérmenes fermentativos que resultan incómodos para comercializarla una vez rebajada con agua. Como consecuencia, perdemos su aportación para lograr una variada microbiota y todos los beneficios que conlleva para nuestra salud.

De modo que ya tenemos una miel preciosa de aspecto, con los cristales de la glucosa fundidos, pero de la que se han eliminado enzimas, vitaminas, antioxidantes y todos los probióticos. Y, de paso, a las empresas de envasado no les viene mal aumentar su rentabilidad ajustándose a los límites de humedad que marca la ley.

Luciano de Samósata, que vivió entre los años 125 d. C y 181 d. C, fue un sirio que usaba el griego para escribir. Considerado uno de los primeros humoristas, pone en boca de uno de sus personajes el siguiente párrafo:

> Mi vajilla será de oro, la plata es demasiado barata e indigna de mí. Tendré en la mesa las salazones y el aceite de Hispania, el vino de Italia y mi propia miel, clarificada sin exponerla al fuego y el humo[52].

Parece, por tanto, que hace ya mucho tiempo que la miel ya se viene clarificando y que era más valorada sin tratamiento térmico.

Una ley que debería ser más clarificadora y exigente

En la legislación europea, hoy en día, no se exige un etiquetado lo suficientemente claro para el consumidor en cuanto a la diferenciación de la miel cruda respecto a la que ha sido tratada por el

---

52 LUCIAN (OF SAMOSATA) (1780). *The Works of Lucian: From the Greek*. T. Cadell, p. 421.

calor. Por tanto, es complicado conocer si estamos consumiendo una miel rica en probióticos o con ellos exterminados.

En cambio, algunos Estados de EE. UU. sí establecen normativas al respecto. Por ejemplo, el Estado de Utah exige que la miel vendida allí solo pueda etiquetarse como «miel cruda» si cumple con las siguientes especificaciones: «Solo se puede llamar "miel cruda" a la miel que se obtiene por extracción, sedimentación o colado; y que no se haya calentado por encima de los 118 grados Fahrenheit durante la producción, el almacenamiento o pasteurizado».

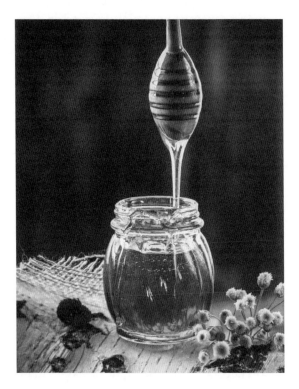

No estaría de más que en Europa tomáramos nota. El Ministerio de Agricultura, Pesca y Alimentación, con fecha 4 de marzo de 2019, emitió un comunicado sobre una «próxima» actualización de la norma de calidad de la miel. Ese nuevo reglamento obligaría, entre otras cuestiones, a denominar como «miel tratada con calor»

la miel que se someta a «un tratamiento térmico superior a los 45 grados centígrados»[53]. Hasta el momento no tenemos noticia de que esa actualización esté en vigor.

A la miel también se la puede considerar medicina

Además de alimento, se la ha considerado medicina y también se ha utilizado en infinidad de fermentaciones en las que la miel, por sí misma, aportaba las bacterias y los azúcares necesarios para que se produjera la prevalencia de los probióticos fermentativos, que se activaban multiplicándose en gran cantidad.

El griego Hipócrates, padre de la medicina, recomendaba un producto para el dolor que se conoce como oximel. Del latín *oximeli*, que significa «ácido y miel», es una mezcla de miel y vinagre, de ahí proviene su nombre. Esta miel aportaría una significativa carga de probióticos, ya que debemos entender que sería utilizada sin calentamientos excesivos. Hipócrates acertaba al recomendar su utilización, aunque no sabía bien por qué. Quien lo conoce hoy día, lo toma como tónico y es un magnífico aliño para las ensaladas.

La revista *Nature Communications* ha publicado recientemente un estudio que viene a corroborar una vez más que, en efecto, la flora intestinal puede afectar al comportamiento del individuo. En este caso concreto las investigaciones se han realizado sobre una bacteria intestinal de las abejas, específicamente, se trata del lactobacilo *apis*. Mediante los ensayos realizados, se ha descubierto que cuantas más de estas bacterias tienen en sus intestinos, mejor capacidad para memorizar presentan las abejas. Incluso, una vez que alimentaban a las abejas con alimentos en los que habían inoculado esta bacteria, permanecían los recuerdos durante más tiempo.

53 MINISTERIO DE AGRICULTURA, PESCA Y ALIMENTACIÓN (MAPA). «Detalle de noticia: norma de calidad de la miel». https://www.mapa.gob.es/ es/prensa/ultimas-noticias/la-nueva-norma-de-calidad-de-la-miel-aportar%- C3%A1-mayor-transparencia-en-la-informaci%C3%B3n-sobre-el-origen-de-este-producto-/tcm:30-503813 [Consulta: 22 de febrero de 2022].

«Es asombroso descubrir las especies específicas de bacterias que mejoran la memoria. Los resultados validan aún más nuestra creencia de que podemos mejorar nuestra capacidad cognitiva a través de la regulación del intestino-microbiota»[54].

Un ejemplo más de las posibilidades para nuestro bienestar del consumo de miel, siempre que disponga de toda su carga de probióticos.

Si ingerimos vivos los probióticos de la miel, también favorecerán nuestro sistema inmunológico. Recientemente se han hecho investigaciones sobre otra batería que incluye la miel cruda, se trata de la denominada *Lactobacillus kunkeei*. Al parecer, el consumo de miel cruda tiene la propiedad de estimular el sistema inmunológico, gracias a la presencia activa de esta bacteria.

Las abejas la llevan hasta la colmena, ya que proviene del polen y néctar de las flores que visitan para fabricar la miel. Por tanto, también la podemos encontrar en el polen y en la jalea real si la miel no se filtra ni se calienta.

La bacteria *kunkeei*, al ser del género *Lactobacillus*, tiene la propiedad de producir ácido láctico y ácido acético a partir de los azúcares, al igual que ocurre en las fermentaciones lácticas. De esta forma, crean un medio de existencia que impide el desarrollo de otras bacterias y de levaduras patógenas.

Quizás esto sirva para entender cómo la miel cruda tiene unas propiedades antibióticas, ya conocidas desde la Antigüedad, cuando era empleada para cubrir las heridas y evitar la infección.

Pero también es importante destacar que este *Lactobacillus*, al metabolizar la fructosa de la miel, hace que al ingerirla no se produzca un aumento del nivel de glucosa en sangre. Así que es muy posible que los probióticos que acompañan a la miel puedan también ocasionar una importante reducción en la asimilación de otros alimentos que contengan fructosa entre sus nutrientes.

---

54 *EL PERIÓDICO.* «Una bacteria intestinal mejora la memoria de las abejas». https://www.elperiodicodearagon.com/sociedad/2021/11/28/bacteria-intestinal-mejora-memoria-abejas-60063955.html [Consulta: 22 de febrero de 2022].

Por tanto, debemos aceptar que la miel es uno de los ingredientes más saludables para endulzar bebidas y alimentos, que ayudará a controlar el azúcar en sangre. Pero es importante tener en cuenta que ocurrirá así siempre que sea cruda y sin filtrar.

En el siglo XVI se creía que el consumo de miel permitiría engendrar hijos varones. Dada la necesidad entonces de contar con primogénitos de este sexo, se acostumbraba a dar de beber hidromiel a las parejas recién casadas durante un mes lunar tras la boda. Por ello se le llama «luna de miel» a ese periodo de tiempo en concreto.

La miel y los mayas

De la época maya tenemos muchas referencias sobre el cultivo y el consumo de la miel gracias a varios códices que han llegado hasta nosotros. Los antiguos mayas valoraban la miel melipona como un alimento sagrado, dada la gran cantidad de beneficios medicinales que conseguían con su empleo. Decían que, gracias a ella, restituían lo que llamaban el *hun-ol* (el bienestar y armonía de los corazones), y creían que era una fuente de *kinam* (fortaleza, vigor, fuerza). La utilizaban en problemas del aparato circulatorio y para dolores estomacales. Aliviaba el dolor de garganta y la tos; con ella combatían la fiebre, incluso era un remedio contra el veneno de las picaduras. También se empleaba para las llagas y heridas infectadas de la piel.

Una variedad de abeja conocida como melipona era la que producía este tipo de miel específica. Se trata de una especie autóctona que se encontraron los españoles a su llegada al Nuevo Mundo. Esta abeja tiene una producción de no más de un kilo al año. Los españoles llevaron la especie europea *(apis)*, mucho más productiva (hasta 30 kg anuales), y pronto se impuso su cultivo.

Algunas ideas para consumirla sin matar los probióticos:

- Cualquier fermentado lácteo (yogur, kéfir y algunos quesos) acompañado de miel, además de una excelente combinación de sabores, supone una magnífica y variada carga de probióticos para nuestra microbiota.

- Como endulzante para la limonada es ideal. También en el café o infusiones siempre teniendo en cuenta que no deben estar por encima de 45 °C.
- Pongamos sobre una tortita de arroz una loncha gruesa de queso fresco, regamos con miel y añadimos unas nueces o cualquier fruto seco crujiente.
- En una copa con yogur griego, ponemos unas frutas troceadas (plátano, melocotón, naranja…), añadimos canela y ajonjolí y terminamos con un chorreón generoso de miel.
- Sobre una tortita de arroz untada con queso crema, ponemos una loncha de salmón y por encima el correspondiente chorrito de miel. Terminamos con trozos de nueces y almendras tostadas.
- También con verduras, ensaladas, patatas al horno…
- Puede ser el ingrediente principal de una riquísima salsa que sustituye con ventaja a la conocida salsa César. Se hace con miel, mayonesa y mostaza a partes iguales. Se puede aderezar con un poco de vinagre o limón, pimienta, algo de sal…

CAPÍTULO 23

El hidromiel

El hidromiel es el resultado de favorecer una fermentación controlada de la miel al mezclarla con agua. De esta forma, se rebaja su concentración de azúcares. Al parecer, se la considera como la primera bebida alcohólica conocida, incluso anterior al vino y la cerveza. Para los pueblos del norte de Europa que, por el clima, no disponían del fruto de la vid, fue la bebida alcohólica por excelencia. Su consumo fue sustituido por los vinos y las cervezas, cuyos cultivos se comenzaron a extender a partir del siglo XI.

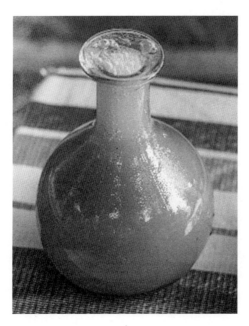

La miel, materia prima indispensable para esta bebida, no es tan abundante como para permitir una cantidad suficiente de hidromiel. Esto, unido a la complejidad de su producción, debió de ser la causa de la prevalencia de otras bebidas alcohólicas y del olvido al que quedó condenada.

Como ya sabemos, la miel cruda y natural contiene gérmenes lácticos procedentes del polen y el aparato digestivo de las abejas que permanecen activos pero sin multiplicarse en ella mientras no se modifique su estado de concentración de sólidos. O sea, sin ser diluida con agua.

Esto se debe a que las bacterias y levaduras necesitan para su desarrollo disponer de una cierta cantidad de agua a su alcance en el medio en el que se encuentran. Es lo que se conoce como actividad de agua o agua libre (Aw).

En la miel, dada la alta concentración de azúcares, los microorganismos no disponen de esa humedad necesaria para su desarrollo y, por ello, en estado natural es muy estable. Pero, una vez diluida con agua, estos lactobacilos y levaduras comienzan a desarrollarse y generan una fermentación ácido-láctica y alcohólica. El grado alcohólico variará del 4 % al 18 %, según la cantidad de agua que se incluya. Comúnmente, además de los lactobacilos, intervienen levaduras como la *Saccharomyces*, que también actúa en la fermentación del pan y la cerveza. Así que, como resultado, tenemos una bebida con un respetable grado alcohólico, pero bien surtida de diferentes probióticos.

Los griegos antiguos ya utilizaban este licor fermentado y lo llamaban *melikraton*. Aunque con preparaciones diversas, la miel fermentada ha sido una bebida muy utilizada por pueblos que tenían poco o nada de contacto entre ellos. Es el caso de los mayas, los celtas o los vikingos.

Los vikingos creían que, tras su muerte, beberían hidromiel por el resto de la eternidad en su Valhalla, ese paraíso donde terminaban los buenos guerreros. Seguramente, los probióticos incluidos les permitirían una eternidad saludable.

Los mayas, que la consideraban una bebida sagrada con propiedades medicinales, curiosamente, la valoraban en particular para las infecciones estomacales. Parece que no iban mal encaminados.

La elaboración del hidromiel no es sencilla, dado que se parte de una materia prima muy variable. Y es que hay mieles de tipos muy diferentes y esto hace que los resultados puedan ser a veces los menos esperados. En algunos casos, el periodo de fermentación en los toneles de madera puede durar más de dos años.

Existen, asimismo, muchas variedades distintas de hidromiel según los ingredientes que se añadan además de la miel, el agua y la levadura. Los parámetros principales que van a determinar las variedades del hidromiel son el contenido de alcohol, el sabor y los diferentes aromas, así como la textura, que también puede ser variable.

La utilización de frutas para el desarrollo de la fermentación y las especias que se añadan afectarán de forma importante a los caracteres organolépticos finales. Igual que en el caso del vino, el tiempo que se tenga en fermentación tiene gran importancia en el producto obtenido. También aquí aparecerán aromas florales, incluso con presencia de gas.

Constan una serie de variedades reconocidas:

- Hidromiel tradicional o *show mead*: solo agua, miel y levadura.
- Metheglin: cuando se fermenta incluyendo hierbas o especias.
- Melomel: es el hidromiel elaborado con fruta.
- Cyser: en este caso se hace incorporando manzana.
- Pyment: fermentado con uva o zumo de uva.
- Bochet: se le incluye miel previamente caramelizada.
- Hodomel: se acompaña la miel con pétalos de rosa.

CAPÍTULO 24

Leche y productos lácteos

Para la mayoría de los consumidores, los beneficios asociados al consumo de probióticos están relacionados con los derivados lácteos y, especialmente, con el yogur, pues se trata de un producto que popularmente se ha visto como la única fuente de microorganismos que aportaba efectos beneficiosos.

En realidad, al comprar un yogur, lo que se está adquiriendo no es otra cosa que un cultivo de bacterias. Si hiciéramos la comparación con un medicamento, cabría decir que la leche es solo el excipiente y las bacterias el principio activo. Eso sí, unas bacterias que previamente han sido seleccionadas para un propósito determinado. Pero lo más importante es que deben mantenerse vivas y activas hasta el momento de ser ingeridas, para que nos transmitan esos beneficios que les suponemos.

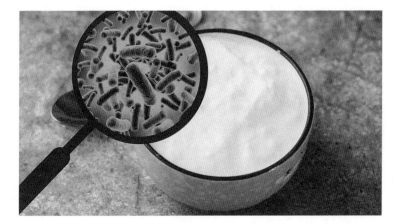

Si desde el colegio hubiera existido información suficiente, se sabría que hay un tipo de yogur al que se le han desactivado las bacterias causantes de la fermentación y que, por tanto, no aporta ninguno de los beneficios que nos impulsa a su consumo. Y, entonces, nadie habría comprado los productos que se comercializaron como yogur pasteurizado después de la fermentación. Es algo tan absurdo como pretender comprar una gallina ponedora con la esperanza de que te ponga huevos, pero adquirirla ya convenientemente cocinada. Por supuesto, si buscamos huevos así, no los vamos a obtener.

Y aunque ya sabemos que hay muchos otros alimentos que pueden aportarnos probióticos activos, en realidad fueron las fermentaciones de la leche las que, en primer lugar, pusieron a los científicos sobre la pista de su existencia. Los primeros estudios que ayudaron a comprender cómo se producen los complejos procesos fermentativos y los microorganismos asociados a ellos se basaron en la observación de los fermentos lácticos.

Las poblaciones locales siempre consideraron que el kumis tenía propiedades medicinales y, posiblemente, fue el primer tipo de leche fermentada cuyas propiedades beneficiosas para la salud fueron recogidas en tratados y revistas médicas con prestigio internacional. El primer artículo al respecto se publicó en el siglo XVIII (Grieve, 1788) y fue seguido de una serie de tres artículos publicados entre 1872 y 1877 en el *British Medical Journal* (Jagielski, 1872; Jagielski, 1874; Jagielski, 1877) y otro en 1875, en el entonces denominado *Western Lancet* «Alimentos fermentados tradicionales: fuente de microorganismos probióticos desde el Neolítico hasta nuestros días»[55].

---

55 *EL PROBIÓTICO* (2018). «Alimentos fermentados tradicionales: fuente de microorganismos probióticos desde el Neolítico hasta nuestros días». https://www. elprobiotico.com/probioticos-neolitico/ [Consulta: 3 de marzo de 2022].

Fueron las leches fermentadas las que permitieron el predominio de los ganaderos del Neolítico

Hace más de 10 000 años se inició un cambio drástico en la forma de vivir de una parte importante de los seres humanos de entonces. Es lo que se conoce como Revolución Neolítica. Aquellos humanos que se habían alimentado cazando y recolectando comenzaron a domesticar y criar animales y a seleccionar y plantar semillas que cultivaban para su alimentación. Pero lo más importante es que también, sin saberlo, comenzaron a seleccionar los microorganismos. Esto ocurría por el hecho de escoger y replicar las fermentaciones que se ajustaban más a los cambios que ellos deseaban en los alimentos.

En un principio, los humanos adultos no podíamos disfrutar de la leche. A partir de cierta edad no la conseguíamos digerir y nos sentaba mal. Al hacerse adultos eran todos intolerantes a la lactosa.

Cuando el hombre se hace ganadero, empieza a tener excedentes de leche, un alimento que contiene todos los nutrientes necesarios y equilibrados para la alimentación del animal lactante desde el momento de su nacimiento. Pero aquel líquido por entonces solo les servía para alimentar a las crías de sus ganados. Aquellos primitivos seres humanos, una vez se convertían en adultos, no lo podían metabolizar. Tan solo, tal vez, podía servir de alguna manera a las crías humanas, en los casos en que no se les pudiera suministrar leche materna.

Los recién nacidos vienen al mundo con la capacidad de digerir la leche, como seres mamíferos que son. La leche es un alimento completo para el desarrollo de la cría, por ello contiene proteínas, grasa, azúcares, minerales y vitaminas. Para digerir la lactosa, que es el azúcar de la leche, necesitamos una enzima, la lactasa. Nacemos provistos de ella, ya que es imprescindible en nuestro periodo de lactancia. Pero una vez concluido este periodo, y tras el destete, no sería necesaria. La naturaleza tiende a economizar eliminando aquello que deja de ser necesario. Por tanto, nuestro organismo, a partir de los dos o tres años, dejaba de generar esta enzima. Y eso, al menos, es lo que ocurría en los organismos de los humanos del Neolítico. Entonces todos los humanos adultos perdían la capacidad de alimentarse con leche. Era cuando su organismo dejaba de producir lactasa a partir de los dos o tres años. Eso ocasionaba la intolerancia a la lactosa.

Pero hay una circunstancia que sí ayudó a su utilización como alimento, incluso para los adultos: cuando la leche fermenta, gran parte de la lactosa, el azúcar que contiene, se transforma en ácido láctico y, por ello, no es necesario que el organismo disponga de lactasa para digerirla. Gracias a la fermentación que se produciría de forma accidental la leche se hizo comestible para los humanos adultos.

En la leche ya vienen incluidas vivas y activas las bacterias lácticas. La hembra lactante proporciona estas bacterias probióticas, aumentando así las defensas del recién nacido. Por ello, no es de extrañar que, ya que disponen de un magnífico medio de cultivo, como es la leche, con buena temperatura y algo de tiempo se produzca una fermentación espontánea al verse favorecida la multiplicación de estos microorganismos. Las bacterias lácticas acidifican el medio al transformar los azúcares en ácido láctico. Y la lactosa de la leche, que los primeros humanos adultos no podían digerir, es, precisamente, el azúcar que utilizan las bacterias para convertirla en yogur, kéfir, leche ácida…

Quizás por experimentar o por propia supervivencia, alguien se atrevió a ingerir esa leche que parecía haberse estropeado, ya que se había vuelto espesa y con un sabor ácido más o menos intenso. Y vieron entonces que, ya acidificada, sí era comestible para ellos.

Y así debieron descubrir que cuando, de un día para otro, la leche se les acidificaba como consecuencia de una fermentación imprevista, sí podían tomarla sin que tuvieran los problemas estomacales que les producía el consumo de leche en su forma natural. Y no solo eso, además la hacía más duradera y les permitía conservar los excedentes. La leche se depositó durante años y décadas en los mismos odres. De esta forma, se formaron diferentes capas en el interior de aquellos recipientes, constituidas por una extensa diversidad de bacterias lácticas y levaduras.

Fue así como el descubrimiento de la fermentación de la leche trajo cuatro consecuencias de una importancia vital para los grupos humanos ganaderos:

- Les permitió disponer de un alimento rico en nutrientes.
- Pudieron conservarla durante ciertos periodos de tiempo.
- Les fue útil para comerciar con otras comunidades.
- Y, lo más importante, recibían una significativa aportación de probióticos.

Parece evidente que disponer para su consumo de alimentos con valores nutricionales tan elevados pudo haber sido fundamental para una supervivencia estable. En particular, para aquellas comunidades humanas que se encontraban en ecosistemas donde debían hacer frente a condiciones muy adversas. La leche está compuesta de un 87 % de agua. En zonas de Oriente Medio y África, donde existía una falta de agua permanente debido al clima cálido, la leche no solo fue beneficiosa como nutriente, sino también permitía disponer de agua limpia y cargada de bacterias, en este caso benéficas, que terminaban por engrosar la microbiota intestinal.

Parece ser que el ADN se rindió ante el hecho consumado, concediendo la posibilidad de metabolizar la lactosa a los adultos. Posiblemente, debido al consumo continuado de derivados de la leche, apareció una mutación genética en alguno de aquellos primeros ganaderos. Fue un cambio que resultó ser muy beneficioso para el individuo y su descendencia, ya que, gracias a ello, los adultos podrían servirse de la leche como alimento.

En consecuencia, aquellas sociedades de pastores comenzaron a disponer de una serie de alimentos para cuya obtención no necesitaban esforzarse demasiado. Eso marcó un hito importante en el desarrollo de las sociedades ancestrales, puesto que aquellos que lograron obtener y aprovecharse de esas grandes ventajas nutricionales y funcionales lograron prevalecer sobre otros humanos que seguían dependiendo de la caza y la recolección. Estos grupos genéticamente adaptados para permitir el consumo de leche en adultos predominaron por toda Europa de forma importante. «De hecho, el grado de selección fue tal que se considera entre los más potentes observados hasta la fecha para cualquier gen humano»[56].

En la actualidad, los que aun siendo adultos disponemos, en general, de la capacidad de metabolizar la leche somos los descendientes europeos de aquellos pastores que gracias a esa facultad prevalecieron y poblaron lo que hoy es nuestro continente. Como consecuencia, los derivados lácteos entran en escena.

También las transformaciones que sufre la leche en su estado físico serían fuente de inspiración para aquellos primeros ganaderos. Una consecuencia de la acidificación de la leche es la separación por fases. La parte líquida menos densa, que es el suero, queda en la superficie y los sólidos se acumulan en el fondo. Si tienes que desplazarte, seguro que prefieres transportar los nutrientes que han quedado más concentrados y que ocuparán menos espacio que la leche completa. No es difícil imaginar que aquellos primeros ganaderos, nómadas en su mayoría, optaran por intentar preservar las partes sólidas una vez separadas del suero líquido, tratando de mantenerlas comestibles. Y para ello... ¿quizás añadieron sal?

Pues sí fue así, he aquí los inicios de la producción del queso. Se sabe que, en muchas ocasiones, este suero fue sustituto del agua, especialmente en zonas desérticas, donde el líquido elemento es tan escaso.

Aparece el queso

El queso se hace al provocar una coagulación en la leche, rompiendo después ese coágulo para que los sólidos se separen del suero. La coagulación de la leche puede hacerse de dos formas diferentes:

---

56   Bersaglieri *et al.*, 2004.

- Mediante un proceso de acidificación por la fermentación láctica.
- Añadiendo el cuajo, que es una enzima que se encuentra en el estómago de los animales rumiantes durante su periodo de lactancia y también en la savia de un cardo silvestre.

No es difícil imaginar que, en algún momento, inopinadamente, alguien pusiera en contacto una leche fresca con alguna fuente de cuajo.

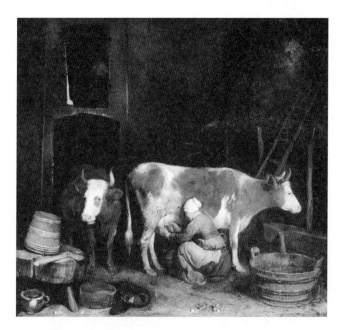

Pensemos, por ejemplo, que fue alguien que tomó para el ordeño un recipiente que previamente había contenido las vísceras de un cordero lechal sacrificado. No es difícil pensar que habrían quedado restos de cuajo. Entonces las paredes de los recipientes no eran muy lisas y las limpiezas no serían demasiado efectivas. Cuando tiempo después fuese a echar mano de aquella leche pensaría que se había estropeado aunque, al contrario de las leches fermentadas, en ese caso, no había un sabor ácido. Vería algo parecido a un flan blanco que se rompería al intentar recogerlo. Quizás intentó recogerlo con un tejido que dejaría salir el suero. Tal vez se dio cuenta de que aquella concentración de la leche original era comestible y que aguantaba mucho tiempo si se le incorporaba sal y se prensaba para que quedase lo más seca posible. Luego, pasado un tiempo, vería cómo aquella masa prensada se iba solidificando y endureciendo más. Y, a la vez, adquiría una serie de cambios organolépticos especialmente distintos.

Así que también debió de ser de forma accidental como se inició el proceso para producir los diferentes quesos que hoy en día disfrutamos en nuestras mesas. De hecho, los primeros restos de queso de hace unos 7200 años aparecieron en la costa Dálmata, en Croacia.

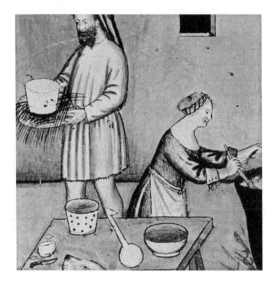

Los sumerios, el pueblo que inició la escritura, definían el queso como un verdadero manjar digno de los dioses. Hipócrates incluía el queso en la dieta de los atletas. Y en las vituallas de los barcos que protagonizaron los descubrimientos, no faltaron cantidades importantes de queso, que no solo era de fácil conservación, sino que con el paso del tiempo mejoraba en calidad.

Pero, es que también esto dio lugar a una importante fuente de probióticos. Aunque la cuajada de la leche para el queso se produce inicialmente sin la intervención de las bacterias lácticas, estas están presentes en la leche si no se ha tratado por calor. Una vez separada la cuajada de la mayor parte del suero, se inicia el proceso de maduración y secado.

En el queso destinado a maduración se producen entonces una serie de transformaciones que originan unos parámetros organolépticos específicos que van a depender de distintas variables (temperatura, tiempo, humedad…).

Todos estos cambios se originan por la actividad de…, ¡efectivamente!, las bacterias lácticas. En algunos casos se producen en la corteza, como el camembert, o en el interior, como el roquefort. Por tanto, también el consumo de queso curado nos permite disponer de una importante variedad de probióticos.

Y la mantequilla...

Si dejamos en reposo la leche fresca y sin tratar, la fase grasa se separa del resto, y esta parte, al ser menos densa, queda en la zona superior. Eso es la nata, que estará compuesta de algo más de un 30 % de grasa. El resto es suero. Si recogemos esa nata y la batimos de alguna forma, el suero se separa de la grasa y ya tenemos mantequilla.

Una nata o una leche rica en grasa, dentro de un odre de piel, a lomos de un animal de carga, se iría batiendo de forma continua y, al abrirlo, encontrarían la mantequilla separada del suero.

Por otra parte, esa nata o esa leche mantenida a temperaturas medias también favorecería el crecimiento de los microorganismos. Si la nata ha tenido algún tiempo para madurar, los microorganismos, siempre presentes en la leche natural, harán también un tipo de fermentación que le dará unos aromas especiales. En la mantequilla natural, así obtenida, tendremos entonces otra fuente de probióticos activos.

Consejos para el consumo de los lácteos vivos

Los yogures son buenos portadores de probióticos. Cuando se denomina «yogur», tiene necesariamente que contar con dos bacterias específicas: un estreptococo y un lactobacilo.

Hay otros productos en el mercado sin el nombre de yogur que también suponen un aporte para nuestra flora intestinal. Por ejemplo, es el caso de los que se comercializan como bífidos y kéfir.

Si queremos recibir los efectos beneficiosos de una flora intestinal sana, tengamos en cuenta que siempre deben consumirse sin tratar por calor, para evitar la desactivación de los probióticos. De ahí el absurdo de comercializar yogur pasteurizado «después» de su fermentación, como ya hemos visto. Todos los yogures se hacen con leche pasteurizada. Por una parte, para asegurar la inexistencia de elementos patógenos. Por otra parte, porque es la forma de evitar que las bacterias inoculadas encuentren microorganismos que se opongan a su desarrollo. Pero una vez que hemos conseguido un cultivo bacteriano activo, ¿qué sentido tiene desactivar los elementos probióticos pasteurizando un yogur ya fermentado?

CAPÍTULO 25

Ácido linoleico conjugado. Un valor añadido

Las bacterias ácido-lácticas (BAL), además de los beneficios que como probióticos suponen para nuestra salud, aportan un elemento más que convierte en funcionales a los alimentos que lo contienen. Se trata del ácido linoleico conjugado (ALC). Trataremos de conocer este magnífico regalo que también nos aportan las fermentaciones, sin entrar en detalles que podrían resultar tediosos.

Es un compuesto funcional descubierto por Michael W. Pariza en 1978. Su conocimiento, por tanto, es relativamente reciente y, por ello, se sigue investigando sobre sus efectos beneficiosos, y aparecen continuas publicaciones que progresivamente van corroborándolos. Se ha venido recomendando el consumo de los productos lácteos desnatados, considerando a los lácteos de leche entera como los malos de la película. Pero los últimos estudios al respecto vienen a demostrar que la grasa láctea no solo no es perjudicial, sino que aporta en su consumo importantes beneficios, entre ellos, la necesaria vitamina D.

En los últimos años se ha publicado un número importante de investigaciones en las que se reconsidera como beneficiosa para la salud la actividad biológica de los ácidos grasos presentes en la leche (German y Dillar, 2006; Akaln et al., 2006; IDF, 2007; Steijns, 2008; Lecerf, 2008; Parodi, 2009).

Pero, además, resulta que, sirviéndose de esa grasa de la leche, las bacterias lácticas crean este componente bioactivo, que se está mostrando como favorable nutricionalmente, que es el ácido linoleico. Como decimos, ha sido en los últimos años cuando ha aparecido entre los científicos el interés por el ácido linoleico conjugado. Hay numerosos estudios que apuntan hacia sus propiedades beneficiosas en el ámbito cardiovascular y como anticancerígeno. Y, también, se vienen estudiando sus propiedades saludables sobre el sistema inmunitario (Parodi, 2005).

Se le atribuye propiedad antidiabética y favorecedora de la mineralización ósea, incluso se están empleando tratamientos con este ácido para reducir la grasa corporal.

> El aporte de CLA a partir del consumo de una porción de yogur por día resulta muy bajo con respecto a las recomendaciones estimadas para conseguir los efectos benéficos que se le atribuyen. La fortificación de yogur con CLA para obtener un producto funcional debería ser de gran interés por parte de la industria láctea en vistas a favorecer el consumo de este biolípido[57].

Cómo llegan las bacterias lácticas a ofrecernos el ALC

Como decimos, las BAL utilizan el ácido láctico que generan como precursor de ácido linoleico conjugado. Para ello, se apoyan en los ácidos grasos presentes en la grasa de los alimentos lácteos. Los equipos de investigación admiten que es la fase grasa del alimento la que le sirve a estas bacterias para generar ácido linoleico conjugado. En ese caso, habría que deducir que los alimentos en cuya composición la grasa tiene un mayor protagonismo tendrán también una superior cantidad de ALC resultante de la fermentación. Es el caso de los embutidos crudos curados.

---

57 REBECHI, S., VÉLEZ, M. A., POZZA, L., WOLF, I. y PEROTTI, M. C. *Composición de ácidos grasos y contenido de CLA en yogures comerciales.* Instituto de Lactología Industrial. Universidad Nacional del Litoral. Santa Fe, Argentina.

Los embutidos fermentados disponen de una alta aportación de ácido linoleico conjugado, ya que sufren una fermentación láctica y en su composición entra una importante proporción de grasa.

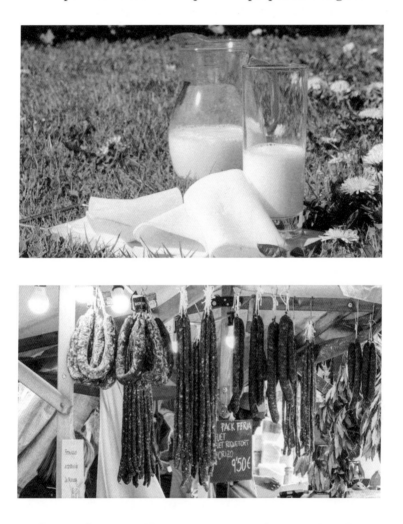

Grasa + bacterias lácticas = ácido linoleico conjugado.

Y lo más importante, este tipo de bacterias, en la fermentación de alimentos grasos, tiene un doble efecto al generar este magnífico elemento. Primero, lo desarrollan en el momento de la fermentación. Después, tras su ingestión, actúan en el intestino como productoras de este ácido desde el interior. De esta forma, ponen a disposición del consumidor todas las ventajas de contar con el ácido linoleico conjugado en su metabolismo.

CAPÍTULO 26

La fermentación de los pescados, importante en la alimentación a lo largo de los tiempos

La fermentación de los pescados también ha sido parte importante de la alimentación humana a lo largo de los tiempos. No debe caber duda de que los pescadores también se vieron obligados a crear sistemas de conservación para sus capturas. Necesitaban mantener comestibles los excedentes. Esto también les permitió comerciar con el fruto de su trabajo. Eran unos tiempos en los que los métodos de refrigeración no se conocían y la forma de transportar el alimento desde los puntos de pesca hasta los mercados era difícil y lenta.

En los hábitats en los que se tenía acceso a zonas acuáticas, tanto fluviales como costeras, se hicieron conservas de pescado con procedimientos diversos. Pero, en todos los casos, había un denominador común: la necesaria intervención de los microorganismos causantes de las fermentaciones.

Son varios los procedimientos para conseguir mantener el pescado comestible durante días. Pero, a grandes rasgos, se pueden dividir en dos grupos: uno, mediante el secado para terminar con una baja actividad de agua en la pieza de pescado; otro, favoreciendo una fermentación ácida intensa con su propio jugo, en este caso con trozos y vísceras.

Mediante el secado de piezas de pescado se busca eliminar la mayor parte de la humedad para evitar la putrefacción, favoreciendo el crecimiento de una flora fermentativa. Esto se consigue mediante la salazón o la exposición al sol. Y, en algunos casos, mediante una combinación de ambas. El clima de las zonas geográficas donde se obtenía la captura o la posibilidad de disponer de sal determinaban la elección del procedimiento.

La fermentación intensa consiste en mezclas de pescado donde se incluyen las vísceras. Son salsas casi líquidas que se consumen para acompañar otros platos o como aderezos. El procedimiento consiste en prensar y decantar los pescados troceados que se han fermentado en su jugo. Estas fermentaciones se prolongan durante varios meses y, a veces, se mantienen durante años. En todo caso, el procedimiento empleado se apoya en una fermentación muy activa. Se trata de conseguir una acidificación rápida para favorecer la prevalencia de las bacterias lácticas. Estas, en su desarrollo, deben impedir en la preparación el progreso de microorganismos indeseados. Para ello se añade vinagre o, como en el caso de algunos países orientales, arroz u otros vegetales que, mezclados con el pescado triturado, aportan los necesarios azúcares que las bacterias lácticas metabolizan para convertirlos en ácido láctico.

Se tienen referencias del uso de fermentaciones húmedas de pescado desde la época romana, como es el caso del *garum*, la reputada salsa que se hacía en Cádiz. Era muy apreciada por los romanos de la urbe que esperaban ansiosos que llegara en los barcos, si conseguían arribar sin naufragar.

El *sushi* no es lo que parece

En Japón, el *sushi* nunca se relacionaba con pescado crudo y mucho menos con una preparación inmediata. Se tarda meses o años en tenerlo preparado. Aún hay sitios en Japón donde se sigue haciendo este plato de forma tradicional. Lo que ahora conocemos como *sushi* lo tenemos asociado a la idea de un pescado que se come crudo con arroz hervido. Pero esa forma de verlo no tiene nada que ver con lo que fue en realidad en sus principios y durante milenios.

El auténtico *sushi* también es una preparación de arroz y pescado fermentado que puede tardar años en estar a punto. La palabra *sushi* procede del japonés *suppai,* que significa «ácido» o «agrio», y describe un elaborado cuyo ingrediente fundamental es el shari, el arroz con el que se prepara el *sushi.*

Y como era de esperar, todas estas preparaciones aportan una gran carga de probióticos rica y variada. Para que todas esas fermentaciones se produzcan de forma conveniente, es imprescindible la presencia de las bacterias fermentativas. En general, prevalecerán las especies que crecen en concentraciones de sal elevadas (halófilas). Infinidad de estudios han venido a corroborarlo:

En España y otros países ha sido tradicional encontrar una preparación de pescado conocida como anchoas en salazón o anchoas en salmuera. Las anchoas son pescados de la especie *Engraulis encrasicholus,* también llamados boquerones. De esta fermentación, si es que sucede correctamente, surgen cepas bacterianas de interés probiótico, en particular *Lactobacillus casei subsp. casei* y *micrococcus spp.,* específicamente, *M. varians.* Por otro lado, se ha comprobado que estas preparaciones no desarrollan *staphylococcus spp.,* coliformes, *enterobacteriaceae,* mohos y levaduras, *escherichia coli,* pseudomonas *aeruginosa* y *clostridium*[58].

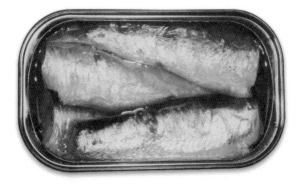

58   MUNDO BACTERIANO (2019). «Anchoas en salazón: pescado fermentado». http://www.mundobacteriano.com/anchoas-en-salazon-pescado-fermentado/ [Consulta: 23 de marzo de 2022].

CAPÍTULO 27

Utilización de fermentos madre y cultivos seleccionados

Una práctica que se reveló muy útil para promover la fermentación y evitar la putrefacción fue la adición de una porción de producto con características deseables a la materia prima que se deseaba fermentar (lo que tradicionalmente denominamos «fermento» o «masa madre»). Esta práctica provocó la selección de comunidades microbianas adaptadas a las características del alimento a fermentar, provocando una rápida especialización genómica a través de mecanismos tales como la pseudogenización, la eliminación, modificación o duplicación de ciertos genes, la hibridación interespecífica o la transferencia horizontal de genes[59].

Como ya sabemos, la producción de fermentados se viene realizando desde que el hombre necesita mantener comestibles los excedentes de los alimentos que produce o caza. También sabemos que estos procesos de fermentación, que desde entonces se vienen empleando, fueron consecuencia de una serie de casualidades que introdujeron ciertas transformaciones en los alimentos. El resultado de estas alteraciones casuales fue el origen de los diferentes tipos de alimentos fermentados que hoy conocemos.

Pero aquellos cambios que aparecían espontáneamente tenían lugar de forma aleatoria y no siempre a satisfacción de los sufridos productores de entonces. Al tratarse del resultado de la acción de

---

59   SICARD y LEGRAS, 2011; GIBBONSY y RINKER; DOUGLAS y KLAEN-HAMMER, 2010.

bacterias vivas, que no siempre se comportaban de la forma esperada, la fermentación ocasionada daba lugar a la presencia de transformaciones imprevistas. Unas veces hacían que el alimento fuera poco agradable de consumir o, incluso, se daban numerosos casos en los que resultaba incomestible.

En ocasiones, aprendieron a dirigir las fermentaciones incluyendo porciones de los anteriores alimentos procesados que adquirieron las características deseadas. Y, así, una parte del alimento transformado se reservaba como fermento madre que, posteriormente, era utilizado para sucesivas fermentaciones. Esto les permitía que los alimentos resultantes conservaran los caracteres organolépticos que buscaban preservar a lo largo del periodo de conservación que necesitaban para mantenerlos comestibles.

Mediante esta búsqueda intuitiva hicieron predominar, sin saberlo, una serie de bacterias y levaduras que se iban seleccionando al hacerlas prevalecer en las sucesivas fermentaciones. Hoy en día, a nivel doméstico o industrial, sigue ocurriendo con la utilización de la «masa madre» en el pan, las levaduras de cerveza artesana, el kéfir, etc. La industria alimentaria, una vez conocidos los microorganismos responsables de esas transformaciones, los ha ido seleccionando y multiplicando de forma aislada para utilizarlos como siembra en los alimentos que fermentar.

Estos microorganismos pertenecen a una serie de especies o selección de especies microbianas que han sido elegidas entre las que de forma natural venían apareciendo en las fermentaciones tradicionales. No se trata de organismos modificados genéticamente; en realidad, es algo parecido a lo que se viene haciendo para conseguir ganado o mascotas con unas características concretas: a través de selecciones de reproductores que cuentan con esas particularidades buscadas.

La utilización de estos microorganismos asegura el proceso fermentativo. De esta forma, se evita la interferencia de bacterias indeseadas que ocasionarían fallos en el producto final. Es lo que hoy se conoce como «cultivos iniciadores» o «cultivos *starters* microbianos», específicos para los distintos tipos de alimentos fermentados.

Por ejemplo, en el caso de los fermentados lácteos, ya no se confía en aquella fermentación que espontáneamente ocurría en las tinajas donde echaban la leche de ordeño o en los odres de piel de cabra. La estandarización en la producción de yogur, y fermentados lácteos en general, se debe a una exhaustiva selección y cultivo de las bacterias que transforman la lactosa de la leche en ácido láctico. También para los fermentados cárnicos existen los *starters* microbianos concretos, que incluyen una especie o combinación de especies bacterianas que, al inocularse en el alimento que se va a fermentar, deben imponerse mediante su desarrollo a los microorganismos no deseados, habituales de las carnes frescas.

Por supuesto, la selección de estos cultivos se realiza buscando transformaciones en el sabor, el aroma, el color o la textura de más valor. Pero también, con la introducción de estas bacterias, se logra una conservación más segura de los productos cárnicos a los que han sido adicionadas.

Favorecer la fermentación de forma más intensa y segura ha permitido comercializar embutidos curados con menor cantidad de sal y, en algunos casos, eliminar los conservantes. Normalmente, este tipo de fermentación también beneficia al valor nutricional del alimento y aporta todas las ventajas saludables para el consumidor de la ingesta de probióticos. El crecimiento inicial de estos cultivos viene apoyado por los tratamientos posteriores de estufaje y maduración. Es el momento en el que su multiplicación se produce de forma importante en poco tiempo pero, al contrario de lo que ocurre en los cultivos lácteos (yogur, kéfir...), no deja de evolucionar hasta su consumo. Es el motivo por el cual los embutidos curados presentan características muy diferentes en cuanto a aroma, sabor y textura con el paso del tiempo. De esta forma van cambiando los parámetros inherentes a la maduración, como el pH, el nivel de desecación, etc. Resulta fácil comprobar que el hecho de mantener el embutido a temperatura ambiente o dentro del frigorífico propiciará que estas modificaciones sean más o menos acentuadas.

CAPÍTULO 28

La influencia de los fermentados en los descubrimientos y en el desarrollo de los imperios

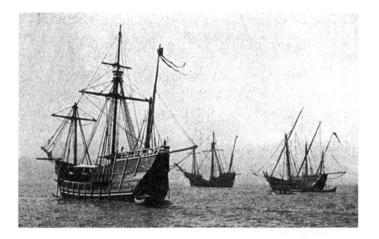

«La dieta de los miembros de la tripulación de los barcos que seguían la ruta a las Indias no era muy variada, consumían grandes cantidades de carne y pescado salado»[60].

---

60   CULTURA CIENTÍFICA Y HUMANISTÍCA II (2011). «Alimentos, higiene y enfermedades en los galeones en el siglo XVII». http://produccionesbigmamaandthebastard.blogspot.com/2011/11/higiene-y-enfermedades-en-los-galeones.html [Consulta: 6 de marzo de 2022].

Ángeles Flores señala que tres días a la semana cada marino recibía 226 gramos de tocino o doce onzas de carne de vaca con dos onzas de menestra. Cuatro días a la semana, media onza de arroz, media libra de bacalao o pescado salado, dos onzas de habas o garbanzos por mitad, una onza de aceite y un cuarto de vinagre. Pero diariamente, adquirían una libra de bizcocho, un cuarto de vino, medio litro de agua y seis onzas de queso.

Como podemos observar, entre los avituallamientos, la proporción de alimentos fermentados era proverbial.

El problema de mantener los alimentos comestibles

La necesidad de contar con suficiente cantidad de víveres a bordo y que se mantuvieran comestibles durante largos periodos de tiempo es quizás el reto más importante al que el hombre se debió de enfrentar cuando decidió aventurarse a recorrer grandes distancias en sus incursiones marítimas, a la búsqueda de nuevos mundos. La alimentación y la forma de vida, a las que estaban abocadas las tripulaciones de los barcos en las grandes travesías que conquistaron imperios, podrían haber terminado con la vida de la mayoría, ya que era absolutamente insalubre.

La expansión de la civilización hubiera sido mucho más complicada y dolorosa de no ser por una ayuda con la que contaron sin sospecharlo siquiera. Fue una lucha continua que se disputaba en dos campos de batalla. En el mar, los marineros luchaban contra los elementos y los barcos enemigos. En el interior de sus organismos, se enfrentaban a los ejércitos de patógenos.

Estos microorganismos, propiciadores de enfermedades, siempre rondaban alrededor de unos individuos expuestos a un sinfín de calamidades físicas que les irían minando sus defensas naturales. Para su lucha personal contra los patógenos, en una época en la que la atención médica era muy precaria, contaban, sin saberlo, con una inestimable ayuda. Se trata de los probióticos que ingerían en cantidades significativas, gracias a que los alimentos que se embarcaban para su sustento habían sido estabilizados en su mayoría mediante sistemas de fermentación. Para estos viajes fueron imprescindibles los alimentos fermentados que aguantaban sin pudrirse.

En los listados de avituallamiento para las largas travesías, incluyeron, necesariamente, una gran proporción de los alimentos que habían procesado previamente. Eran métodos que buscaban alargar la vida útil de la comida, permitiéndoles así disponer de ella hasta la arribada a puertos donde reponer las bodegas.

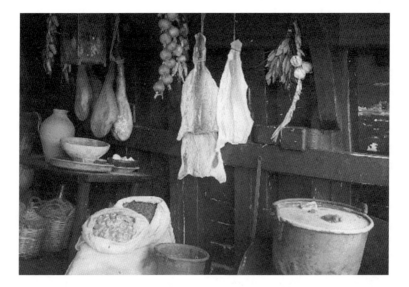

Y ocurría que las técnicas que eran conocidas entonces para alargar la vida útil consistían en procesos fermentativos y salazones. De esta forma, se intentaban cubrir las necesidades de alimentación durante los largos periodos de tiempo que tardaban en tocar tierra. Por ello, podemos imaginar que a bordo subían, sin saberlo, ingentes cantidades de probióticos. Estos pequeños benefactores, a lo largo de la singladura, iban a ayudarles a sobrevivir a pesar de las pésimas condiciones de vida que les esperaban.

Y no debieron de matar muchos probióticos cocinando. Hay una serie de preparados alimenticios que, a pesar de que pueden consumirse tal cual debido a su curación, también se suelen emplear como condimento en los guisos, como el tocino, los embutidos o las carnes en salazón. Los pescados salazonados, como el bacalao, pueden consumirse en crudo o cocinados como parte de un guiso. Pero esto ocasionaría la pérdida de las valiosas bacterias de la fermentación. No obstante, en estas travesías, dado que encender los fogones para los guisos era tan poco recomendable, los alimentos fermentados debieron de consumirse en frío, como fiambres, sin que fueran cocinados. Esto permitía la ingestión de bacterias lácticas activas. Así pasaban a colonizar los maltratados organismos de los marineros con todas las ventajas saludables que ello conllevaba.

Es sabido que en los barcos de aquella época, la cocina no era precisamente la dependencia más importante. Hacer fuego en un barco de madera expuesto al oleaje era poco aconsejable y, por ello, en la confección de los menús para las raciones de comida primaba el punto de vista tendente a evitar, lo más posible, el uso de los fogones. «Comer a medias con buen tiempo, abstinencia con mar picada y hambre con tormentas y huracanes».

El fogón, uno de los bienes más preciados del barco, estaba situado en el castillo de proa y consistía en una plancha de hierro sobre la que había arena y, sobre ella, el hogar de madera. Con el mal tiempo, vientos fuertes, mar picada o lluvias era imposible encenderlo, por lo que la tripulación comía salazones de carne o de pescado. El fogón era insuficiente para cocinar un cocido o un potaje para la marinería[61].

Existen unas anotaciones de la Armada Española muy significativas:

Había tres clases de raciones en los buques. La primera se llamaba de carne salada o cecina y tocino; la segunda de bacalao, aceite y vinagre,

61   HISTORIA COCINA (2010). «Historia de la alimentación en los barcos durante los viajes a América en el siglo XVI». https://www.historiacocina.com/especiales/articulos/abastobarcos.htm [Consulta: 20 de marzo de 2022].

y, la tercera, de queso y aceite. Con cada una de estas raciones se suministraba bizcocho, vino, menestra fina, agua y sal[62].

Parece lógico que tampoco faltaran las aceitunas curadas y aliñadas. Y, en este caso, es muy posible que la preferencia fuera hacia algo parecido a las aceitunas que conocemos como aceitunas prietas, que no necesitaban para su conservación agua en salmuera y que, por lo tanto, ocuparían mucho menos espacio. También quiero pensar que entre los víveres embarcados no faltaban los embutidos curados, como el salchichón, que no necesitaban refrigeración, y también los pescados en salazón, como las sardinas, la mojama de atún, etc. En un barco fenicio que se hundió frente a la costa de Turquía hace tres mil años se han rescatado ánforas que contuvieron aceitunas además de aceite.

La *Stolonomie* (1547-1550) es un tratado en francés, manuscrito, sobre la construcción de galeras y el mantenimiento de una flota de guerra. Hay una parte dedicada a los gastos en la alimentación de los tripulantes, y enumera los alimentos que se deben embarcar. Podemos apreciar que de los seis alimentos, tres (queso, anchoas y sardinas) se puede considerar que estaban previamente fermentados, para poder aguantar sin deteriorarse.

Navegaban sobre una despensa de pescado fresco, pero no la utilizaban. Curiosamente, aunque estaban flotando sobre una gran cantidad de pescado, parece ser que no solían contar con ello ya que…

Habrá que esperar el fin del siglo XVIII para que instrumentos de pesca se vuelvan obligatorios a bordo de los buques de guerra. Y todavía es raramente practicado, a los marineros les repugna la pesca (en general muchos no sabían ni nadar)[63].

62   CARTAYA, J. (2017). «Una visión distinta de la batalla de Trafalgar». *Historia. Instituciones. Documentos* (35). https://revistascientificas.us.es/index.php/HID/article/view/4166 [Consulta: 25 de marzo de 2022].

63   CARTAYA, J. (2017). «Una visión distinta de la batalla de Trafalgar». *Historia. Instituciones. Documentos* (35). https://revistascientificas.us.es/index.php/HID/article/view/4166 [Consulta: 25 de marzo de 2022].

Y, por lo visto, también ignoraron las posibilidades de las algas comestibles, por lo que se deduce que la imaginación de los marineros no estaba abierta a la búsqueda de nuevos sabores. Por las listas de suministros que han llegado hasta nosotros, parece claro que preferían los alimentos que acostumbraban a consumir en el terruño que dejaban atrás. Por tanto, parece indiscutible que la dieta de estos sufridos marineros, aunque pobre, era muy rica en alimentos que les aportaban todos los beneficios de la ingesta de bacterias probióticas que ahora conocemos.

El avispado capitán Cook y sus bodegas repletas de barriles de chucrut en sus campañas

Algunos trataron de mantener en secreto la naturaleza de sus provisiones. Los barcos ingleses, en el siglo xviii, comenzaron a embarcar el chucrut, que era la col fermentada. Fue cuando descubrieron que ayudaba a combatir el escorbuto. Esta terrible enfermedad era frecuente entre la tripulación en los largos viajes marítimos por falta de hortalizas y frutas frescas. O sea, de vitamina C, en definitiva. La falta de esa vitamina ocasionó una gran mortandad entre los marineros embarcados. Juan Sebastián Elcano, por ejemplo, sucumbió a causa de aquella enfermedad en su última travesía.

Pues resulta que el chucrut, como los demás alimentos fermentados, es en realidad un cultivo de bacterias que acidifican el medio al producir ácido láctico, a través del proceso de lactofermentación. Las bacterias consumen el azúcar de la col y producen ácido láctico, etanol y dióxido de carbono que forma burbujas cuando fermenta el chucrut. Cada partida de chucrut siempre tendría una composición bacteriana distinta. Esto suponía que, cuanto más frecuente era su consumo, mayor sería la diversidad de probióticos ingeridos. Una parte de la vitamina C permanecía en la col al mantenerse, en cierto modo, fresca mediante el proceso de fermentación.

El capitán Cook, explorador y científico inglés, al llevar sus bodegas repletas de barriles de chucrut, propició para Inglaterra el imperio que tanto les ha durado. En parte debemos admitir que les fueron de gran ayuda esas pequeñas bacterias que cultivaban en la fermentación de la col, aunque no conocían su existencia.

Entre los suministros de los barcos llegó a hacerse obligatoria la col ácida. Y fue precisamente la necesidad de las naves de proveerse de barriles de col ácida en los puertos donde se abastecían lo que hizo que se distribuyera por todos los continentes frecuentados por las rutas del siglo XVIII.

¿Por qué a nadie en España se le ocurrió también fermentar las verduras? Seguramente, porque nuestro clima, mucho más benigno que el de los pueblos del norte de Europa, nos permitió disponer de hortalizas verdes durante la mayor parte del año. Fueron las aceitunas, las uvas (vino) y las manzanas (sidra) las que ocuparon ese estrato de alimentación, ya que eran alimentos que daban cosechas una vez al año y, por tanto, al disponer de ellas en temporadas concretas, se buscaron los procedimientos necesarios para, de alguna forma, mantenerlas comestibles. O bebibles.

Pero ninguna de estas preparaciones fermentadas preservaba suficientemente la necesaria vitamina C, al contrario que ocurría con la col fermentada. Muchas vidas de marineros ingleses se salvaron al disponer de ella, y eso les facilitó imponerse en el dominio de los mares y de sus colonias. Si los españoles hubieran conocido los beneficios de esa preparación, seguramente la historia mundial hubiera transcurrido de forma muy distinta. La configuración de los países dominantes sería otra, y hoy quizás el idioma oficial, a nivel mundial, sería el español en lugar del inglés.

Los ingleses de hoy deberían rendir homenaje y reconocer oficialmente el papel que los probióticos de la col ácida tuvieron en su prevalencia.

CAPÍTULO 29

El enriquecimiento de la flora intestinal gracias al intercambio de probióticos con las Américas

A partir del año 1492, hubo un gran trasvase de alimentos que cruzaron el Atlántico de España hacia América y de allí hacia España. Esto supuso una serie de importantes cambios en la nutrición de ambos continentes. En realidad, fue algo que afectó a todo el mundo.

Siempre se habla de lo importante que fue para nuestra alimentación el descubrimiento del Nuevo Mundo. Y, ciertamente, nos llegaron de allí diversos alimentos que permitieron ampliar las opciones de elección de nutrientes. Incluso algunos de aquellos nuevos alimentos, como en el caso de la patata, evitaron grandes hambrunas. Pero también los españoles llevaban en sus bodegas alimentos, y en especial ciertas preparaciones, que ayudaron, desde entonces, a configurar la forma actual de alimentarse en aquellas tierras.

El cerdo, que no se conocía allí, llegó en las bodegas de los barcos, primero convertido en embutidos o salazones y, posteriormente, algunos llegaron vivos y se criaron y multiplicaron para deleite de unos paladares que no habían conocido una carne tan apetitosa. La unión del cerdo español y el pimentón procedente de los pimientos rojos de América favoreció la curación del chorizo, tan cargado de probióticos y desconocido hasta entonces en ambos continentes.

Pero también había preparaciones que ya eran utilizadas por las dos civilizaciones antes del encuentro. Es el caso de las salazones de pescado de las que España ya abasteció a la Roma imperial y que también los indios americanos sabían preparar. Fernández de Oviedo (1526) dice que en Perú salaban los pescados «como nosotros para su mantenimiento». El mexicano Mariano Cárcer, en sus *Apuntes para la historia de la transculturación indoespañola* (1953), opina que los primeros colonos enseñaron y aprendieron al mismo tiempo esta antigua técnica de conservación de los alimentos.

Debemos pensar, por tanto, que existirían variaciones en las técnicas de conservación de alimentos en ambos mundos que se complementaron en el encuentro, como con tantas otras cosas.

Desconocían el vino, ya que solo existía allí una variedad de uva, poco adecuada y que casi no utilizaban. Pero respecto a otras bebidas fermentadas, se sabe que al llegar los españoles encontraron que los habitantes de aquellas tierras ya utilizaban la fermentación para conseguir bebidas que les alegraran las fiestas. Aunque de paso, hay que suponer que también les servían para reforzar su flora intestinal.

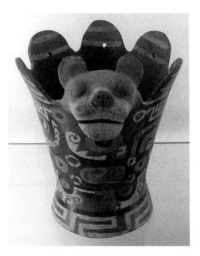

Es particularmente curioso el procedimiento que empleaban para preparar una bebida en particular. Se trata de la chicha, que se obtiene de los granos de maíz fermentados. Para su preparación, masticaban el maíz y lo escupían en un recipiente. La saliva contiene bacterias fermentativas, entre ellas al menos ocho tipos de lactobacilos y bifidobacterias. También amilasa, una enzima que hidroliza los almidones y los convierte en azúcares más simples. O sea, que estaban sembrando la preparación con probióticos activos e incluían el alimento para que completara la fermentación.

Los mayas fermentaban también una mezcla de miel de abeja y la raíz de un árbol que consideraban sagrado, el balché, que le daba además nombre a esta bebida.

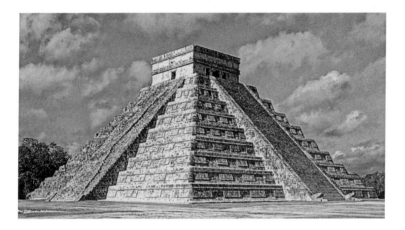

Los aztecas ya contaban con su propia bebida fermentada. Se trata del pulke, que se sigue obteniendo al fermentar el jugo procedente de la destilación de las pencas del maguey.

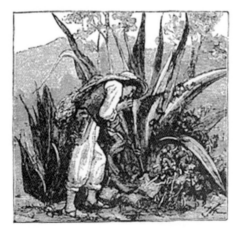

Los españoles llevaron el vino y, aunque se intentó, al principio no fue fácil su producción en aquellas tierras. El emperador Carlos I adjudicó premios para la obtención de los primeros vinos en América, pero aun así solían ser de baja calidad. Gracias al inca Garcilaso, se tiene referencias del primer vino que se cosechó en el Cuzco, en la hacienda de un tal Pedro López de Cazalla, en el año 1560.

En cuanto a las fermentaciones sólidas, parece que tenían un preparado que llamaban tocos. Lo hacían enterrando en el suelo mazorcas de maíz y patatas que habían secado, previamente, al sol. Luego lo tapaban con una capa de piedras y otra de tierra. Las dejaban fermentar durante unos meses hasta que preparaban de la misma forma la siguiente cosecha.

En general, no se tiene noticias de que utilizaran preparaciones cárnicas. Si acaso, la carne de la llama que cortaban en finas lonchas y la presionaban entre dos piedras. Es posible que así consiguieran una deshidratación suficiente que diera lugar a una cierta conservación de la carne fermentada.

CAPÍTULO 30

El papel de los probióticos en las adaptaciones genéticas

Tenemos adaptaciones genéticas evolutivas gracias a los probióticos. Una nueva ciencia, la epigenética, viene a decir que nuestros genes se pueden llegar a modificar influenciados por nuestros actos, emociones y pensamientos. También con los alimentos que ingerimos y el entorno en que nos desenvolvemos. Esto, por tanto, indica que la vida no está programada por los genes de forma tan inamovible como se creía.

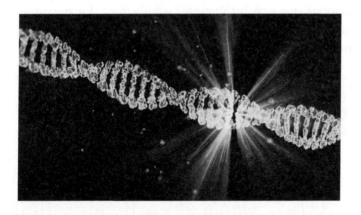

Se viene intuyendo que todos esos factores pueden producir cambios importantes en la configuración de uno o varios de nuestros genes con múltiples funciones. Podemos dar por supuesto que estas adaptaciones genéticas serán transmitidas a los descendientes y, al ser beneficiosas, les permitirán prevalecer sobre otros congéneres de su entorno que no dispongan de ellas.

Hay al menos tres ocasiones en las que, debido a la ingesta de probióticos, se produjo una adaptación que hoy permite a algunos pueblos alimentarse de unos nutrientes que, en estado natural, no eran asimilables. Esto fue gracias a unas mutaciones genéticas que hemos venido heredando las sucesivas generaciones, propiciadas por los microorganismos probióticos. Es el caso de la lactosa de la leche, de la apetencia de fermentaciones alcohólicas y del consumo de pescado fermentado con alta humedad.

La lactosa de la leche

Cuando el hombre aprende a domesticar el ganado, se encuentra con la posibilidad de alimentarse con un líquido tan nutritivo como es la leche, compartiéndola con las crías de las madres lactantes animales. Seguramente, los primeros intentos debieron ser un tanto frustrantes. Los pastores del Neolítico, al beber aquella leche, se encontrarían con los síntomas ya conocidos hoy en día por las personas que son intolerantes a la lactosa. La mayoría de los adultos de entonces no dispondrían de la enzima lactasa para poder metabolizar la lactosa de la leche.

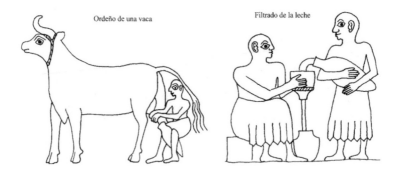

Ordeño de una vaca   Filtrado de la leche

Como ya sabemos, la hembra lactante incluye en la leche un buen contenido de bacterias fermentativas que van a favorecer la creación de la flora intestinal de la cría, pero que al fermentar la lactosa de la leche la transforman en ácido láctico. O sea, que el nivel de lactosa en la leche bajará más o menos en función de la complejidad de la fermentación que obtengan las bacterias lácticas.

Quizás alguna mutación genética proveyó a los humanos de los genes necesarios para mantener la secreción de lactasa y, gracias a la epigenética, se produjo ese cambio sustancial en los genes que permitió a nuestros ancestros seguir bebiendo leche durante la etapa adulta.

El hecho de contar con una nutrición más rica permitió a unas poblaciones prevalecer sobre otras. De esa manera, gracias al cambio genético que les proporcionó el consumo de leche, pudieron imponerse en su entorno y a otras tribus. Esa mutación genética se fue transfiriendo de unas generaciones a otras hasta nuestros días. Ahora se siguen produciendo casos en los que la ausencia de la enzima lactasa hace a algunas personas intolerantes a la lactosa y, por tanto, no pueden tomar este alimento.

Hoy en día, nuestras sociedades disponen de suficientes alternativas alimentarias para que se pueda mantener una alimentación saludable sin necesidad de disponer de la leche. Pero, seguramente, en unos tiempos en los que no era fácil contar con la variedad y cantidad de alimentos de los que disponemos ahora, los humanos que no podían asimilarla debieron quedarse en el camino.

La apetencia de fermentaciones alcohólicas

Gracias también a los probióticos, nuestros genes tienen previsto que nos proveamos de otra enzima conveniente a lo largo de nuestra existencia, sobre todo si somos muy fiesteros. Se trata de la alcohol-deshidrogenasa (ADH), descubierta a mediados de la década de los sesenta. Esta enzima nos dota a los humanos de una cierta capacidad para metabolizar el alcohol.

Hay una corriente de opinión respecto a que somos los descendientes de los primates que bajaron de los árboles. Si esto es así, habría que pensar que también descendemos de aquellos simios que comenzaron a probar el alcohol y que disfrutaban de él hace más de diez millones de años.

El consumo de fruta, que incluía cantidades significativas de etanol, propició esta evolución en nuestro linaje. Y, desde entonces, disponemos de una mutación que derivó de nuestro último ancestro común con los grandes simios africanos. La fruta colgada de los árboles no fermenta. Pero una vez en el suelo, al cabo del tiempo, se inicia el proceso fermentativo y dada la cantidad de azúcar que contiene, terminará por generar alcohol.

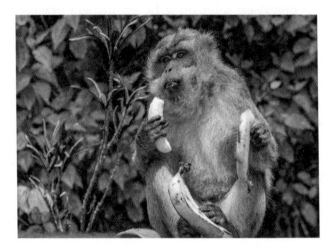

De esta forma, obtenían una alimentación rica en nutrientes, cargada de probióticos, pero con una cierta carga de etanol. Parece ser, por tanto, que nuestros ancestros, una vez en el suelo y cuando empezaron a caminar, para alimentarse de fruta hubieron de asumir otro cambio genético y desarrollar una enzima que no estaba incluida en el paquete original.

Y este cambio, a diferentes niveles, ha llegado hasta nosotros. Pero el nivel de actividad de la alcohol-deshidrogenasa tiene importantes diferencias dependiendo del grupo étnico y del sexo en los humanos. Varía entre hombres y mujeres y entre poblaciones de diferentes lugares del mundo. Es una enzima que en las poblaciones europeas está mucho más presente que en las poblaciones asiáticas y americanas.

En el caso de la población caucásica, el porcentaje de personas que no cuentan con ella es inferior al 5 %. Las mujeres no pueden procesar el alcohol a la misma velocidad que los hombres, ya que no disponen con la misma frecuencia de esta enzima tan oportuna.

Para soportar el «aroma» del pescado fermentado con alta humedad también hizo falta una adaptación genética

Es el caso de los países nórdicos y algunos del sudeste de Asia como China y Japón, donde son muy apreciadas las diferentes elaboraciones del pescado fermentado, que en los países meridionales no tienen aceptación. En el pescado fermentado se genera una sustancia que produce un olor intenso. Este olor para unas personas es muy atrayente y, en otros casos, resulta repugnante. A esta sustancia se la conoce como trimetilamina.

En un reciente estudio publicado en la revista *Current Biology,* de Kári Stefansson, de la Universidad de Islandia, se ha descubierto un gen (TAAR5) que determina la forma en la que apreciamos o no ciertos olores. Y este gen resulta responsable, precisamente, de que se aprecie o no la trimetilamina. *«Parece que se trata de una especie de selección local. Al fin y* al cabo, en Islandia vivimos principalmente de peces desde hace cientos de años»[64], dice Kári Stefansson.

Y es que, según Daniel Lingenhöhl:

> Este cambio genético es habitual en los islandeses. Allí el 2,2 por ciento de la población dispone de la mutación que le impide sentir rechazo por el olor a pescado fermentado, en los países del sur de Europa solo aparece en 0,8 por ciento y 0,2 en África[65].

64 GISLADOTTIR, R. S., IVARSDOTTIR, E., HELGASON, A., STEFANS-SON, H., SULEM, P. y STEFANSSON, K. «Sequence Variants in TAAR5 and Other Loci Affect Human Odor Perception and Naming» en *Current Biology* (2020, 30, 4643-4653).

65 GISLADOTTIR, R. S. *et al.* «Sequence Variants in TAAR5 and Other Loci Affect Human Odor Perception and Naming» (8 de octubre de 2020). «Sequence Variants in TAAR5 and Other Loci Affect Human Odor Perception and Naming». *Pubmed.*

Esto deben tenerlo en cuenta los gurús de la moderna cocina que están empeñados en traernos ciertas preparaciones de pescado no precisamente muy tradicionales en las zonas meridionales.

Los esquimales también tienen sus propias elaboraciones de fermentados

Se trata de un preparado que llaman Kiviak, considerado como comida tradicional de Groenlandia. Lo preparan metiendo quinientos pájaros enteritos, con picos y plumas, dentro de una foca cosida y sellada. Le colocan una buena piedra encima para que eche fuera el aire (lo normal es que se hinche) y lo dejan fermentar durante siete meses. Lo que luego se comen son los pájaros ya deshechos, que los sacan para celebrar fiestas. Desde luego que necesitarán mucho aporte de modificación genética para poder apreciar semejantes aromas. No me gustaría ser el invitado en una de esas celebraciones.

Así que debemos reconocer un favor más que nos hicieron los microorganismos que forman parte de nuestra microbiota. Aunque también debemos estar agradecidos a los primeros ganaderos y pescadores que, probablemente, sin otra cosa que llevarse a la boca, se atrevieron con los pescados fermentados y la leche agria. Seguramente, ellos fueron los precursores de esas adaptaciones genéticas.

Una cuestión de reciprocidad

Pero los genes no solo se dejan manipular por los probióticos, originando cambios en nuestro organismo, sino también tienen una gran influencia en la cantidad y variedad de microorganismos que componen nuestra flora intestinal.

Según un reciente estudio, los genes tienen un importante impacto sobre los microorganismos que albergamos. Este estudio, realizado por investigadores de la Universidad Cornell y publicado en la revista *Cell Host & Microbe,* proporciona información suficientemente segura de que el ADN actúa sobre nuestra microbiota.

Han encontrado las especies de microorganismos que influyen en nuestras preferencias alimentarias y en la calidad de nuestro sistema inmunitario. Parece que nuestros genes llegan a determinar qué tipo de microorganismos deben permanecer en nuestro intestino y hasta cuáles serán los gérmenes dominantes. Esto tiene una lógica relación con los gustos alimentarios, que nos inclinan a consumir unos alimentos u otros. Necesariamente, debe ser cierta esa interrelación si sabemos que nuestra microbiota depende, en gran medida, del tipo de alimentos que ingerimos. Nuestra genética, en cuanto a gustos y apetencias, nos influye en la elección de esos alimentos.

CAPÍTULO 31

Un olvidado científico andaluz que se adelantó en el uso de los probióticos

Se le ha atribuido al pediatra japonés Minoru Shirota ser pionero en usar microorganismos vivos para prevenir y combatir la diarrea infantil. Él empleó una cepa de *Lactobacillus casei*, que aisló de las heces de un niño, y, posteriormente, utilizó la leche como medio de cultivo para reproducirlo.

Pero, realmente, ese reconocimiento no debe ser para él. Veinte años antes, en 1911, el licenciado en Medicina, Francisco Muñoz Seca, en la defensa de su tesis doctoral, *Fermentos (etiología y patogenia)*, que al parecer presentó en la Universidad de Sevilla, ya expuso lo que sería el inicio de estos tratamientos.

Él entonces ya describía las etapas de colonización del intestino del lactante por parte de las bacterias probióticas, diferenciándolas entre sí. También proponía dos formas de utilización de «fermentos» contra la gastroenteritis aguda en los niños. En primer lugar, para la prevención, tratando de que no llegaran a enfermar; y, en segundo lugar, en el tratamiento de los niños que ya habían adquirido la enfermedad. En ambos casos, dando a los pequeños cultivos activos de bacterias lactofermentativas.

En su exposición también describía otros aspectos importantes en cuanto a la microbiota y lo que hoy conocemos como los probióticos. Hay constancia de que la calificación que le fue concedida a su tesis se limitó a un simple aprobado. Posiblemente, los responsables de valorarla no estuvieran entonces al tanto de la importancia del trabajo que tenían en sus manos. Quizás, por ello, aquellas investigaciones claramente adelantadas a su tiempo quedaron olvidadas tras aquel 28 de junio de 1911. Y no fue hasta pasados veinticinco años, en 1926, cuando salieron tímidamente del olvido, cuando se hizo de la tesis una pequeña edición en Madrid.

Pero es evidente que tampoco se le dio mucha divulgación. Una gran oportunidad perdida y que aún hoy en día hay quien sigue sin entender. Al finalizar su trabajo, relata los casos de niños enfermos de diarrea y fiebre alta que él trató con lo que llamó lactobacilina. Según expone, todos sanaron salvo uno, que murió debido a que al iniciar el tratamiento ya estaba aquejado de una extrema debilidad.

En esos tiempos no se habían producido investigaciones similares y, por tanto, no existían otras evidencias como las suyas, en las que se pudiera apoyar y que sirvieran para refrendar sus tratamientos. Además, la medicina de entonces no estaba muy abierta a admitir innovaciones. Es de imaginar que este científico debió de luchar contra la falta de credibilidad que evidentemente se le dio a sus teorías.

El descubrimiento de esos gérmenes era relativamente reciente. Apenas hacía sesenta años que Pasteur había sacado a la luz la información de su existencia. Además, las tecnologías en cuanto a los medios de investigación estaban muy alejadas de las que disponemos actualmente.

Quizás fue considerado muy atrevido al sostener por su parte unas hipótesis que parecerían tan descabelladas. Entonces era difícil asumir que se podían utilizar unos microscópicos seres, que debían tomar los niños enfermos, para que compitieran contra otros gérmenes patógenos que estaban ocasionándoles la enfermedad. A pesar de todo ello, en su tesis define los periodos por los que pasa la colonización del recién nacido que está siendo amamantado.

En sus trabajos, ya entonces, compara la flora intestinal de los alimentados con leche materna respecto a la de los lactantes criados con biberón. Y determina la existencia de grandes diferencias de calidad, cantidad y variedad de bacterias. Y esto, por desgracia, era algo casi desconocido en la sociedad de entonces. De hecho, podemos decir que incluso es poco conocido actualmente por el gran público.

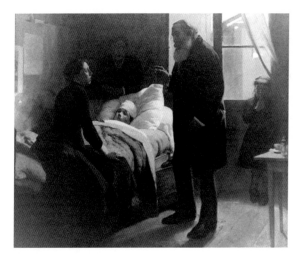

Muñoz Seca propuso además la utilización contra la enfermedad de tres preparados de bacterias con fermentos creados por él, con diferentes intensidades, para conseguir una flora sana:

- Lactobacilina (bacilo búlgaro más *Bacillus acidi lactis*).
- Biolactyl (bacilo búlgaro más *Streptococcus lactique*), menos potente.
- Lacteol (bacilos lácticos deshidratados que se reactivan en el intestino), todavía menos potentes.

Posiblemente se habrían conseguido evitar graves problemas de salud y se habrían salvado muchas vidas a la postre si las investigaciones de este científico hubieran recibido más apoyo y credibilidad en todos los estamentos. Para valorar realmente sus trabajos, debemos tener en cuenta los pocos adelantos de los que se disponía entonces. Por ejemplo, los medios necesarios en la observación de microorganismos, la posibilidad de identificarlos mediante el ADN y tantas otras facilidades con las que se cuenta ahora.

Francisco Muñoz Seca debe, por tanto, ser considerado como pionero del empleo de los probióticos en medicina y creador de los primeros remedios basados en cultivos de microorganismos fermentadores. Nació en 1880 en el Puerto de Santa María, hermano de Pedro Muñoz Seca, el famoso escritor español. Cursó estudios en la Universidad de Sevilla y ejerció como médico de familia, hasta su fallecimiento en 1950, en su pueblo natal, donde tiene una calle a su nombre.

CAPÍTULO 32

Pautas del desarrollo bacteriano

Conocer las pautas de los procesos de fermentación nos permitirá elegir los alimentos más beneficiosos en cuanto a la ingestión de probióticos en nuestra alimentación. Cuando en un alimento se desarrolla un proceso fermentativo, se produce todo un acontecimiento que, a escala infinitesimal y hablando metafóricamente, se parece mucho a cualquier aventura colonizadora que el ser humano haya realizado a lo largo de la historia. Para ello, en ambos casos se van sucediendo una serie de pautas o fases que se inician con la aparición de los colonizadores en el medio. Culminará este proceso con la desaparición de la colonia si no se producen las condiciones que lo impidan.

En el caso de la colonización, por las bacterias y levaduras, del medio de cultivo que van a fermentar, se ha dividido en cuatro fases: fase de adaptación, fase exponencial, fase estacionaria y fase de declive. Estas fases que siguen los gérmenes para fermentar un alimento no son muy diferentes a las pautas que seguiría un grupo de humanos para colonizar un territorio.

1. Fase de adaptación

Si lleváramos a una isla a un grupo de colonos, con el fin de poblarla, lo primero que harían sería inspeccionar el terreno, conocer las posibilidades de las que pueden servirse y adaptarlo a sus necesidades de repoblación. El clima, la disponibilidad de agua, qué posibilidades tienen para cubrir la necesidad de alimentarse, la posible presencia de otros pobladores... Todos ellos serían factores que valorar. Estos son tiempos en los que no se producirán nuevos nacimientos y la colonia permanecerá estable en cuanto al número de individuos.

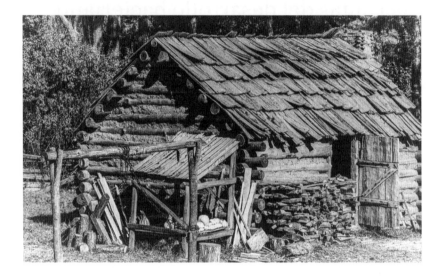

Exactamente eso es lo que los gérmenes hacen en esta primera fase. Es el periodo en el que las bacterias y levaduras inician una valoración del alimento en el que se encuentran. En unos casos tratarán de adecuarlo en la medida de lo posible a las condiciones que necesitan. En otros, serán ellas las que se adaptarán al medio si entre sus características biológicas disponen de esa facultad.

Para ello, son determinantes parámetros como el pH y la cantidad de agua a la que tienen acceso (es lo que se denomina actividad de agua o agua libre). Incluso habrá casos en los que se encontrarán con la presencia de gérmenes antagonistas que ya estén presentes en el alimento que van a colonizar. Dada la complejidad de la situación en la que se encuentran entonces, habrá que comprender que es un periodo en el que la posibilidad de multiplicarse es nula. Como vemos, coincide en cierta medida con lo que ocurriría en el caso de los colonizadores humanos.

2. Fase exponencial

Una vez que los colonos humanos se hayan adaptado, empezarán los nacimientos. Entonces la población se irá multiplicando. Se producirá un crecimiento de forma paulatina: más lento al principio y de forma más rápida después, lo que permitirá la aparición de gran cantidad de individuos activos. Esto será así mientras las cosechas o la caza sean abundantes y no haya ningún cataclismo o guerra que termine con esa época idílica.

En el caso de los gérmenes, el proceso transcurre de forma similar. En esta etapa comienza la multiplicación celular. Cada bacteria se divide en dos y cada una de las dos bacterias resultantes vuelve a dividirse a su vez en una multiplicación exponencial. De esta forma, el crecimiento de la colonia seguirá mientras dispongan de nutrientes adecuados y suficientes y no se produzca una circunstancia adversa que lo impida, como, por ejemplo, un tratamiento por calor, la inclusión de un conservante o que el alimento se someta a una refrigeración.

3. Fase estacionaria

El desarrollo de la colonia se detiene y no existe un aumento significativo de individuos. Llegados hasta aquí, es posible que se alcance el momento en que la isla no tenga capacidad suficiente para alimentar a la colonia, que ya se habrá expandido de forma desaforada. Quizás sus propios desechos estén contaminando el medio o una tala de árboles abusiva ocasione una alteración importante del clima. Puede ser que estos y otros factores adversos les estén impidiendo conseguir alimentos adecuados para sus necesidades.

Es un momento de incertidumbre en el que el principio de la escasez, por falta de nutrientes, esté propiciando una reducción de nacimientos e incluso la desaparición de individuos. Por todo ello, el número de colonos se mantendrá más o menos estable.

Esto mismo es lo que sucede con las bacterias y levaduras en el hábitat en el que producen su fermentación. En esta fase es cuando esos desechos, producidos por el metabolismo del gran número de individuos resultantes, pueden suponer un cúmulo de productos tóxicos para los propios gérmenes. Esto, unido a la disminución de nutrientes aptos para ellos dentro del alimento que están transformando, ocasiona un declive del crecimiento. Y es esa falta de multiplicación lo que provoca que el número de bacterias y levaduras permanezca constante.

4. Fase de declive

Aparece esta fase cuando las bajas por mortandad, sin nuevos nacimientos, suponen una creciente disminución de individuos activos. Una vez llegado este caso, nuestra colonia de isleños, tras varias generaciones de crecimiento exitoso, es posible que llegue a agotar toda la caza de la isla y que haya cortado todos los árboles para calentarse o hacer casas y que la tierra esté agotada y sin posibilidad de dar frutos debido a los desechos acumulados. Entonces, en el caso de que no vaya nadie a socorrerlos, irán disminuyendo los individuos activos y la colonia llegará a desaparecer, dejando una isla absolutamente diferente a la que encontraron.

También en el caso de los gérmenes, llegada esta fase, se detendrá el crecimiento cuando los nutrientes se hayan convertido en lo que para ellos son desechos. Es la fase de decadencia, en la que se quedan sin nutrientes y mueren si antes no se ha estabilizado su crecimiento.

Tendremos entonces un alimento cargado de probióticos, pero inactivos, y, por tanto, no nos proporcionará las ventajas que ya conocemos. Hay preparaciones en las que esta fase de declive puede evitarse. Para ello, se incluye en la fermentación más alimento para que los microorganismos puedan seguir multiplicándose.

Es el caso de los tés fermentados, como la kombucha. En esta preparación se asegura la continuidad del desarrollo bacteriano añadiendo más infusión de té con azúcares que sirvan de alimento para los microorganismos.

Por ello, es importante dejarlos en vida latente, aplicando cambios en el alimento ya fermentado o sometiéndolo a refrigeración, para impedir así que se sigan multiplicando. Es el caso de los fermentados lácteos, o el de los embutidos crudos curados, en los que se mantienen latentes debido a la poca actividad de agua que se produce, como consecuencia de los procesos de secado y la incorporación de sal.

A pesar de todo, no en todos los casos se culmina con la desaparición total de las bacterias y levaduras en esta fase de declive. Muchos alimentos fermentados siguen manteniendo gérmenes activos largo tiempo después de haber alcanzado el punto máximo de crecimiento. Eso, claro está, si no los eliminamos cocinando o calentando el alimento.

CAPÍTULO 33

Los psicobióticos

La gran importancia de una microbiota equilibrada para nuestro equilibrio emocional

Una de las áreas más emocionantes en la ciencia del cerebro y la neurología en este momento es realmente la creciente apreciación de los intestinos y la microbiota intestinal en las enfermedades neurodegenerativas.

John Cryan, profesor de la Universidad de Cork. Experto en el eje intestino-cerebro, en declaraciones a la BBC.

El nombre de «psicobióticos» es obra de John Cryan, este experto contemporáneo que en otra entrevista aseguraba que:

Todos tenemos un segundo cerebro ubicado en el intestino, capaz de influir en nuestro estado de ánimo e incluso nuestro bienestar. Está compuesto por cientos de millones de neuronas, más de las que tiene la médula espinal, y repartido por las paredes del intestino. Su principal función es transmitir información de la microbiota al cerebro y al revés. Y la relación que ambos cerebros establecen puede estar detrás de algunos trastornos mentales, como la depresión o la ansiedad[66].

---

66 GUT MICROBIOTA FOR HEALTH (2016). «Entrevista a Ted Dinan: "Aprendiendo sobre el eje intestino-cerebro"». https://www.gutmicrobiotafor health.com/es/aprendiendo-sobre-el-eje-intestino-cerebro-entrevista-ted-dinan/#:~:text=Todos%20tenemos%20un%20segundo%20cerebro,por%20 las%20paredes%20del%20intestino [Consulta: 23 de marzo de 2022].

Y es que, a diferencia de los probióticos, los microorganismos psicobióticos a los que se refiere se componen de una serie de cepas bacterianas que pueden modificar la zona de nuestro intestino en la que se produce casi la totalidad de la serotonina, la cual regula el estado de ánimo y del cortisol. Esta última es la hormona responsable de problemas mentales como la ansiedad o el estrés, cuando está descontrolada.

Nos hemos convertido en una sociedad devoradora de ansiolíticos

¿Y si la causa principal se encontrase en el abandono del consumo de alimentos fermentados en su forma natural?

Para disponer de una microbiota saludable, es necesario que el conjunto de microorganismos presente en nuestro cuerpo se encuentre en un correcto equilibrio. Es una situación que se verá afectada fácilmente, por ejemplo, por una alimentación inadecuada y por situaciones de estrés.

Cuando esta flora intestinal nuestra deja de convivir en una consonancia simbiótica, se produce lo que se conoce como «disbiosis», una alteración que aparece cuando existe una falta de variedad y actividad de microorganismos beneficiosos, lo que provoca una excesiva presencia de patógenos.

Últimamente se han realizado numerosos estudios sobre la relación entre esta disbiosis, causada por una defectuosa flora intestinal, y la depresión. Y, aunque aún queda mucho por descubrir, estas investigaciones evidencian la relación entre la microbiota y el cerebro, y están haciendo ver la necesidad de dar otro enfoque al tratamiento de las enfermedades mentales.

Los resultados de estas investigaciones han dado lugar a otro concepto importante: el eje intestino-cerebro.

El eje intestino-cerebro

Es un sistema de conexiones entre neuronas que ahora ya se sabe que se comunica en ambas direcciones. De esta forma, la microbiota intestinal envía una información específica al sistema nervioso central según los nutrientes que recibe. Y así, si esos nutrientes que les enviamos son los adecuados, los probióticos del tracto intestinal generarán las hormonas que nuestro sistema nervioso central les ordene.

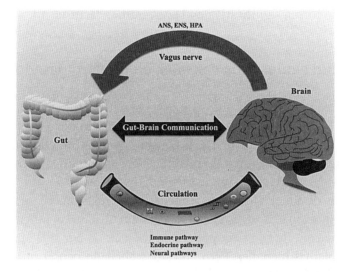

Si en todo este proceso hemos acertado al elegir nuestros nutrientes, será la maravillosa serotonina la elegida, esa hormona tan primordial para que nuestro cerebro nos haga sentirnos felices. De hecho, gran parte de los medicamentos para el tratamiento contra la depresión están diseñados, precisamente, para aumentar la presencia de serotonina en nuestro organismo.

No obstante, si disponemos de una flora intestinal eficiente, serán esos microorganismos que habitan nuestro intestino los que se encargarán de crear de forma natural la serotonina generadora del bienestar mental. Esto viene corroborado por variados estudios que han dado a conocer cómo la flora microbiana genera metabolitos que activan la producción de esta hormona en las células integrantes de la capa interna del intestino.

Quizás en poco tiempo, si se continúa con este ritmo de investigación sobre el concepto «eje intestino-cerebro», los tratamientos de las enfermedades mentales vayan dirigidos a conocer la forma de mantener una microflora intestinal activa, variada y en equilibrio.

De momento, ya sabemos el papel fundamental que juega la microbiota en nuestro sistema nervioso, y su gran repercusión en nuestra situación mental, ya que afecta al estado de ánimo e interviene de forma significativa en la respuesta a la ansiedad.

Buceemos, una vez más, en nuestro pasado

Para adivinar que existe una clara relación entre la falta de alimentos vivos y los trastornos mentales basta con dirigir de nuevo nuestra mirada a la forma de alimentarse de aquellos que nos precedieron.

Al respecto, un campo de investigación importante puede ser el análisis del abastecimiento de los ejércitos en campaña y las consecuencias de aquella forma de alimentarse en relación con su estabilidad emocional. Y sí, es cierto que las circunstancias inherentes a una situación de combate ya deben propiciar de por sí la aparición de problemas mentales. Pero no es descabellado pensar que la alimentación inadecuada puede influir y acentuar su gravedad.

Vista la influencia que ejerce sobre nuestro cerebro la microbiota intestinal, no parece desatinado admitir que el estado mental de unos individuos sometidos a situaciones de máximo estrés, unido a la falta de alimentos favorecedores de la salud de esa microbiota, pudo verse gravemente afectado por dichas circunstancias.

La demostración palpable de la influencia de la microbiota en la estabilidad emocional la podemos encontrar en la comparativa entre la alimentación rica en probióticos que recibían los antiguos guerreros y la que se viene administrando a las tropas desde la Primera Guerra Mundial hasta la actualidad más reciente. Veremos que, a partir de aquel triste acontecimiento, casi todas las raciones servidas a las tropas se han basado en alimentos enlatados o en polvo, y esto es una más que probable causa de deterioro de la flora intestinal que, por ende, ha supuesto una agravación de los problemas mentales.

Disponemos de suficiente información sobre la alimentación de los soldados en las distintas guerras que nos permite atisbar que ha existido una evidente diferencia a través del tiempo, en cuanto a los beneficios obtenidos para la microbiota, en relación con el consumo de ciertos alimentos.

Veremos primero los datos disponibles sobre la alimentación de las tropas en periodos de guerra en aquellos tiempos en los que no se conocían las conservas esterilizadas. Continuaremos con el análisis de las raciones de campaña de los ejércitos posteriores, cuando se componían exclusivamente de alimentos en conserva envasados y sin rastro de probióticos activos. Por último, haremos también una comparación de la situación mental de los combatientes de ambos periodos. Descubriremos que han existido y existen trascendentales consecuencias al respecto.

El agravamiento de las enfermedades mentales a partir de la primera Gran Guerra y el desarrollo de los procesos de esterilización de los alimentos envasados

La necesidad de eliminar de los alimentos incluidos en las raciones de guerra cualquier microorganismo que actuara degradándolos dio lugar a una producción absolutamente aséptica. De esta forma, se consiguió una fácil distribución que, incluso, permitía al soldado llevar consigo la comida durante varios días.

Pero, por desgracia, también así se propició la ausencia de cualquier elemento que, procedente de la fermentación, diera lugar al aporte de la tan necesaria microbiota, en unas personas sometidas a situaciones mentalmente extremas que les ocasionaban niveles de estrés impensables.

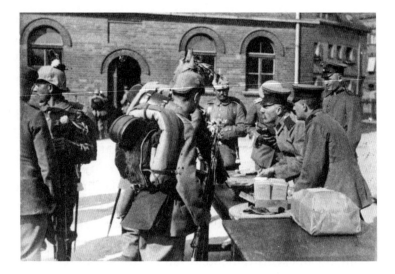

Y, por si todo lo anterior no fuera suficiente para justificar la deficiente flora intestinal como causa indiscutible de los problemas mentales asociados a los soldados, debemos tener en cuenta la falta de la extraordinaria serotonina, algo que ahora ya conocemos como indispensable.

Y es que es lógico pensar que, en esos momentos de máxima tensión emocional y ante la carencia de serotonina derivada de la ausencia de probióticos generadores, los soldados se encontraran depauperados. Con esta información y la que se dispone sobre las enfermedades mentales de todo tipo que sufrieron los soldados que participaron en aquellas campañas se pueden obtener importantes deducciones.

Desde la Gran Guerra hasta la actualidad, se vienen dando numerosos casos de dolencias mentales —depresión, crisis de ansiedad y lo que se conoce comúnmente como «trastorno de estrés postraumático»— entre los combatientes que regresan del frente. Aunque muchas veces no se llegan a diagnosticar —ya que no son consecuencias de la guerra tan evidentes como una fractura o una herida—, en el ámbito militar ya son consideradas como un problema importante.

En un primer momento, se emitieron teorías aseverando que los padecimientos mentales se debían a las explosiones causadas por los obuses. Cuando las víctimas de estas alteraciones mentales no combatían expuestos a la artillería, se pensó que se debía a la exposición a gases tóxicos. Hasta la Segunda Guerra Mundial se relacionaban estas dolencias solo con una neurosis por las situaciones extremas a las que estaban sometidos los soldados, sin reparar en la posibilidad de que existieran otras causas agravantes. Incluso tras la reciente guerra del golfo Pérsico, aparecieron diversos estudios que admiten una importante prevalencia de alteraciones mentales entre los veteranos durante su actuación en el frente de combate y, en muchas ocasiones, también tras su regreso.

No vamos a obviar que la causa principal es, con mucha probabilidad, la situación anímica provocada por las penurias de las zonas de combate pero... ¿y si se produce una agravación del problema debido a una alimentación demasiado aséptica?

La verdad es que, hasta hace muy poco, apenas había referencias de investigaciones dirigidas a conocer la posible relación entre las enfermedades mentales y las deficiencias en la alimentación.

Los desplazamientos de los ejércitos exigen raciones alimentarias que sean fácilmente transportables

En todas las épocas, la necesidad de abastecimiento de las tropas aparece desde el momento en el que deben desplazarse de sus acuartelamientos o lugares de origen hacia zonas que cada vez han ido siendo más alejadas.

En algunos casos, como el de los mongoles, los mismos guerreros eran los responsables de su manutención, por lo que llevaban sus propios víveres consigo en los desplazamientos. En otras ocasiones existía una intendencia organizada que se encargaba de los abastecimientos.

Esta necesidad se viene resolviendo de diferentes formas, pero antes del xix los ejércitos consumían alimentos no cocinados —por la obvia dificultad que ello conllevaba en los momentos de plena batalla— y conservados principalmente mediante formas respetuosas con los probióticos, como las salazones, embutidos, encurtidos, fermentados… Todo ello les permitía obtener una suficiente ingesta de alimentos vivos con los que mantener una microbiota saludable.

Incluso las reservas de alimentos que conseguían en las rapiñas que efectuaban en las zonas conquistadas serían fruto de procedimientos fermentativos de conservación, ya que eran épocas en las que el desconocimiento de los procesos de tratamientos térmicos para preservar los alimentos era evidente.

El incremento en la incidencia de los trastornos mentales en los soldados se da a partir de la Primera Guerra Mundial

No existe mucha constancia de que, en las guerras anteriores a la Primera Guerra Mundial, y, por tanto, a la utilización del calor en la conservación de los alimentos, se produjeran tantos casos de trastornos mentales achacados a la participación en las campañas bélicas.

Se podría alegar que en aquel entonces la medicina no estaba tan adelantada como para definir estos problemas mentales y, por eso, no se tenían en cuenta, pero parece extraño que no se encuentren apenas referencias al respecto.

Las reseñas sobre el campo de la medicina mental existen desde los tiempos de Hipócrates, quien ya estudiaba los trastornos ocasionados por enfermedad mental de sus contemporáneos hace más de 2400 años. Él ya definió lo que hoy conocemos como el *delirium febril*, la manía o delirio violento, la melancolía o la epilepsia. El reconocido como padre de la medicina ya menciona una afectación de los soldados que describe como pesadillas. También Heródoto estudió algo similar entre los supervivientes de la batalla de Maratón.

Incluso, los seguidores de Hipócrates identificaron en el ser humano cuatro temperamentos: colérico, sanguíneo, melancólico y flemático. Todo ello respecto a los problemas relacionados con la mente. Como vemos, de salud mental se lleva hablando desde milenios atrás, pero en ningún caso se había mencionado una correlación importante entre la gravedad e incidencia de estas afecciones y la situación de los soldados en combate.

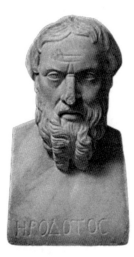

Philippe Pinel (1745-1826), médico francés que llevó a cabo la considerada como «Segunda Revolución Psiquiátrica» e hizo una clasificación de las enfermedades mentales, no menciona en sus trabajos afecciones psiquiátricas específicas de los soldados (al menos no hemos sido capaces de encontrarlas).

Sin embargo, fue tras los periodos de guerras modernas cuando aparecen de forma arrolladora los informes en los que se determina la gran incidencia de problemas mentales en los soldados que participan en campañas bélicas.

Todo esto nos hace sospechar que, efectivamente, las situaciones de guerra dan lugar por sí mismas a complicaciones mentales, de cuya existencia se tiene alguna referencia a lo largo de la historia. Pero nunca se dieron con tal número de afectados ni con tanta intensidad como se viene produciendo a partir de la Primera Guerra Mundial.

Es fácil entender que encontrarse en un medio sumamente hostil, junto con la imposibilidad de satisfacer unas necesidades básicas, propicia una situación emocional desfavorable que actúa como el perfecto caldo de cultivo para el estrés y demás alteraciones de la mente, a su vez tan destructivas para la microbiota, por lo que nos encontraríamos ante un peligroso círculo vicioso. Si a esto le añadimos una alimentación pobre, carente de un mínimo aporte de probióticos vivos y de los prebióticos indispensables para nutrir a una flora intestinal ya de por sí altamente depauperada por los efectos de la ansiedad del combate, el resultado es desolador.

Ansiedad y estrés en el combate, indecisión, insomnio, pesadillas, terrores nocturnos, desesperanza, preocupación excesiva, pérdida de autoconfianza… Si repasamos los efectos de la ansiedad y sus manifestaciones cognitivas, encontramos que una importante proporción de ellas aparecen asociadas a lo que se conoce como «estrés traumático del combatiente». Y, curiosamente, la mayoría de estos síntomas son los mismos que en los últimos tiempos se vienen relacionando con una alimentación inadecuada, especialmente en lo referente al aporte y mantenimiento de una microflora intestinal sana, capaz de generar la hormona serotonina que nos ayuda a conseguir equilibrio emocional.

El estamento militar de los ejércitos modernos siempre ha considerado el estrés del soldado como un gran problema. Estadísticamente, hasta la cuarta parte de las bajas entre los soldados combatientes se reconocen debidas a esta causa. Pero en todos los casos se han achacado al cansancio y a las situaciones de dureza extrema, tanto física como psicológica.

El tabaco y el alcohol destilado y otras frecuentes causas de agresión a la microbiota en las trincheras

Si repasamos los factores que dan lugar a una disminución o pérdida de actividad de nuestra flora intestinal, veremos que es normal que se dieran de forma más habitual en la convivencia entre los soldados que tan frecuentemente estaban expuestos a los rigores de una guerra (estrés, tensión, falta de sueño) y a las situaciones derivadas de las relaciones sociales entre las tropas (tabaco, alcohol…).

Compartir cigarrillos en las trincheras era lo habitual, y esto implicaba un aumento de la frecuencia en el consumo de tabaco, lo que suponía una agresión continuada a la flora intestinal.

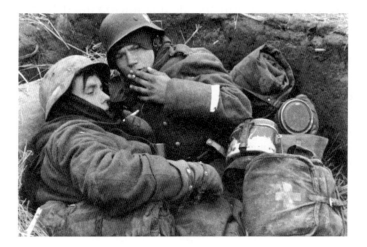

También son agravantes una serie de situaciones que afectan, asimismo, a la estabilidad de la microbiota intestinal, como, por ejemplo, los largos desplazamientos en periodos cortos de tiempo. Es esta una circunstancia que se reconoce como muy relacionada con la microbiota debilitada. Las alteraciones en la rutina diaria, los cambios de horarios, el distanciamiento de familiares, etc., ocasionan una situación de estrés añadido y, por ende, constituyen otra de las grandes causas de disminución de la microbiota.

Nuestro organismo se enfada cuando se le somete a estados de estrés intenso. Entonces libera una hormona conocida como cortisol. La presencia de esta hormona ocasiona importantes afecciones inflamatorias en el aparato digestivo y más intensamente en la zona del intestino grueso, donde se encuentra la mayor cantidad de microorganismos probióticos.

Este es el mecanismo por el que el estrés provoca una reducción en el número y la variedad de estos microorganismos y una desaparición de ese equilibrio entre la flora patógena y probiótica que nos habita tan necesario para nosotros, ya que su ausencia provoca que nuestra salud, tanto física como mental, se resienta ostensiblemente. No cabe duda de que el soldado en la guerra estará sometido a una intensa situación de estrés mantenida. Y toda esa ansiedad acumulada, junto con una nutrición carente de probióticos, será la causa principal de una microbiota debilitada con todos los problemas físicos y mentales que ello puede ocasionar.

> La alimentación deficiente del soldado, en cuanto a la aportación de alimentos vivos, producirá una espiral nefasta. Son momentos en los que la situación de intenso estrés ocasiona una disminución importante de la microbiota. Esta alteración de la flora intestinal será determinante para que el intestino no genere serotonina y, por el contrario, aumente la producción de cortisol. La falta de serotonina provocará más estrés. La presencia de cortisol actuará en contra de los probióticos. Y así las causas de los problemas mentales se irán acumulando.

Las conservas en la alimentación de los ejércitos

En la época de Napoleón ya hubo un intento de alimentar a los soldados utilizando algo similar a los envases de conservas actuales. Pero Nicolás Appert, el investigador de entonces, no consiguió, por motivos técnicos, una producción de forma generalizada ya que no contaba con una fábrica capaz de producir los volúmenes requeridos a un coste asumible. Y eso fue una suerte para las huestes francesas.

Quizás, gracias a ello, se salvaron de los problemas mentales asociados a la alimentación aséptica que debieron padecer los soldados en las guerras posteriores.

Curiosamente, ya viene de antiguo el sistema de conservar un guiso dentro de un contenedor cerrado donde se eliminan las bacterias por calor y se establece una barrera para evitar que vuelva a contaminarse. O sea, una conserva.

La mezcla de harina y agua se ha utilizado desde la Antigüedad con distintas finalidades, no solo alimentarias. Los griegos y romanos envolvían las viandas con una masa de harina, agua y grasa que se retiraba y desechaba después de la cocción. La costumbre llegó hasta la Edad Media. Entonces, en Inglaterra se aprovechaban también esos recipientes, llamados *coffyn* (ataúd). Esto les permitía conservar el guiso durante mucho tiempo, transportarlo o enviarlo como regalo a otros lugares. El envase para contener el alimento lo hacían con una pasta cocida, por lo general compuesta de harina integral de centeno y de varios centímetros de grosor. Su dureza y consistencia permitían reutilizarla varias veces, como cualquier cazuela. Únicamente los sirvientes hambrientos hincaban el diente de vez en cuando al «contenedor». Más tarde, se debieron de dar cuenta de que también se podía hacer la pasta más fina para consumirla. Y nacieron las empanadas. Eso fue un paso atrás ya que entonces dejó de ser utilizada para conservar los alimentos. Por fortuna, las conservas mediante tratamientos térmicos no llegaron hasta el siglo XIX. Posiblemente, esta tardía aparición evitó gran cantidad de problemas mentales en las huestes de épocas anteriores.

En Inglaterra, en 1813, se comenzaron a suministrar conservas a la Royal Navy en un intento de carácter experimental. Y dado que aún no se conocía el abrelatas, el fabricante recomendaba abrirlas con un disparo de fusil. Aunque parece que también tuvieron suerte, ya que no se consiguió implantar de forma generalizada.

Y por fin se consigue establecer una industria conservera, eficiente en cuanto al suministro de nutrientes, pero desastrosa para la salud de la flora intestinal

«*El verdadero boom* de las conservas se produciría con la Primera Guerra Mundial y los años inmediatos a ella. El negocio conservero auguraba las mejores perspectivas del sector agroalimentario»[67].

---

67   VILAR, J. B. (2013). *De la emigración a la inmigración*. Murcia. Fundación Centro de Estudios Históricos e Investigaciones Locales de la Región de Murcia.

La técnica de conservación mediante el empleo de tratamientos térmicos fue muy empleada. Las conservas, sobre todo de carne, permitían de forma fiable mantener el buen estado de los alimentos. Por otra parte, esto facilitó el almacenamiento y la distribución, y además el asumible coste de todo ello no precisaba de grandes inversiones.

A partir del xix, cuando los síntomas de los soldados en el frente de guerra se consideraban debidos al agotamiento derivado de las situaciones de esfuerzo a las que eran sometidos, se pensó en tratarlos mediante el relevo y la concesión de un tiempo de descanso lejos del frente. Muchos así conseguían reponerse y reincorporarse a la unidad. Quizás tuviera mucho que ver el hecho de que, lejos del frente, la alimentación contenía algún elemento probiótico, y esto, unido a la falta de situaciones límite, les permitía reponer una microbiota intestinal perjudicada.

En resumen

La alimentación de los soldados en los periodos de guerras anteriores al descubrimiento de la conservación por calor de los alimentos contenía una gran proporción de preparaciones que habían sido fermentadas. Esto les permitía recibir un importante aporte de alimentos vivos con microorganismos activos que reforzaba su microbiota.

Por el contrario, a partir de la Primera Guerra, cuando el abastecimiento alimentario de los ejércitos se centró, casi exclusivamente, en latas de conserva o alimentos en polvo esterilizados, la microflora intestinal de los combatientes no solo comenzó a no recibir los refuerzos necesarios para esos momentos de gran estrés en los que la microbiota, sino también sufría continuas agresiones debido al excesivo consumo de tabaco y la ingestión de alcoholes destilados. Y así, los probióticos se convirtieron en una víctima más como consecuencia de las guerras.

De esta manera, encontramos que a partir de la utilización del calor en la conservación de los alimentos para el avituallamiento de los ejércitos se daban también otras situaciones, todas ellas causantes de una microbiota poco saludable:

- Absoluta falta de ingesta de alimentos que contuviesen probióticos activos y variados.
- Situaciones de continuo estrés.
- Consumo frecuente de tabaco y alcohol de destilación.
- Una alimentación que apenas contenía prebióticos para alimentar a la microbiota.

Desde la Gran Guerra, se puso en valor la necesidad de nutrir a los ejércitos de forma saludable en campaña, y con ese objetivo se establecieron unas pautas alimentarias según las prioridades de la época. Y así, los programas de alimentación se centraban exclusivamente en el aporte de los nutrientes necesarios y las calorías precisas para la actividad de los soldados, además de en la conservación de las raciones de campaña.

Esto se hace evidente en la documentación que existe sobre ello, en la que, de forma sistemática, se determina, como premisa principal, la necesidad de mantener los alimentos comestibles durante un largo periodo de tiempo. Los tratamientos que se empleaban con tal fin conllevaban la eliminación de cualquier microorganismo activo que pudiera alterar el alimento y, por tanto, la ausencia absoluta de probióticos y de sus beneficios. Las iniciativas que se conocen de entonces, como la fundación de Franklin D. Roosevelt, presidente de los EE. UU., conocida como la Nutrition Conference for Defence, se centraban en «*ofrecer a los militares comida que no perturbara la química del cuerpo*». Y así quedaba olvidada la biología.

Por supuesto que en ningún momento se había investigado sobre la influencia de la comida en el factor emocional. En España, a principios de los años treinta, el Instituto de Higiene Militar se preocupaba de la alimentación de las tropas, pero igualmente se centraba tan solo en que la cantidad de calorías fuese la adecuada, recomendando un aporte energético por soldado y día de 3400 o 3485 kcal.

Si analizamos la posible presencia de probióticos en los alimentos de los antiguos ejércitos, veremos que, en cambio, era muy importante

Legiones romanas

Debemos asumir que la dieta de los legionarios no era para nada uniforme, ya que dependería, entre otros factores, de la zona del extenso imperio en la que se desenvolvieran en cada circunstancia. Pero tenemos referencias de que siempre se procuraba ofrecerles una dieta de alimentación básica, más o menos equivalente allá donde se encontraran. El abastecimiento incluía cosas tan significativas como *garum*, una salsa de pescado fermentado que se suministraba a los soldados desplazados. Solo en España y Portugal existen más de sesenta yacimientos que nos confirman las grandes cantidades que se consumían de esta preparación riquísima en probióticos. Ya debieron darse cuenta entonces de que el *garum* no solo suponía un alimento, puesto que lo utilizaron para tratar el estreñimiento o la diarrea crónica, así como la disentería, las úlceras y hasta para curar las mordeduras de perro.

En el desayuno tomaban vino mezclado con agua o vinagre, queso y fiambre. Por si faltaba algo, también recibían aceitunas negras que seguramente les llegarían en salazón, muy parecidas a las que hoy se conocen como «aceitunas prietas». Por supuesto, se trataba de fiambres, carnes en general y aceitunas preservadas en salazones o ahumados, para hacerlas llegar en óptimas condiciones a las zonas de combate.

Pero la bebida típica en el ámbito militar más reconocida entre aquellos legionarios era la *posca*. Aunque no se tiene certeza sobre su proceso de elaboración, parece que se utilizaban como ingredientes el vino y el vinagre mezclados con agua, con lo que se beneficiaban de la microflora viva y en plena formación que estos contenían. Seguramente, además, sería un buen sustituto de las aguas poco saludables.

Vikingos

Su alimentación se basaba especialmente en pescado y carne que ahumaban o salaban para asegurarse el sustento en los meses de invierno. Disponían, también, de leche de vaca, cabra y oveja, con la que obtenían queso, leche agria y mantequilla. Además hacían una leche fermentada y salada que llamaban *skyr*, una preparación intermedia entre el yogur y el queso fresco, que aún hoy es muy popular en Islandia y se ha empezado a comercializar recientemente en los supermercados. También utilizaban el hidromiel y la cerveza, que tomaban solos o previamente mezclados entre sí.

Alimentos todos ricos en probióticos, y que, al abastecer con ellos sus barcos, debieron permitirles una nutrición sana durante sus periplos de navegación. Una vez en tierra, durante sus incursiones, es muy probable que consumieran alimentos producto de sus rapiñas. Si eran reservas alimenticias de los pueblos que atacaban, se trataría de alimentos preservados mediante distintos procesos de fermentación y, por tanto, tampoco en ellos faltaría la presencia de los microorganismos probióticos.

Mongoles

Ya hemos visto que tenemos referencias de la utilización de la carne de caballo que consumían macerada bajo la silla y que fermentaba gracias al ácido láctico y la sal procedentes del sudor de los animales que montaban en sus desplazamientos.

También sabemos que la zona del Cáucaso, de donde procedían los mongoles, ha sido siempre referencia en cuanto a la utilización de la leche fermentada de diferentes formas. Además tomaban la leche recién ordeñada de las yeguas que llevaban consigo en sus campañas, un alimento rico en probióticos que la madre incorpora para reforzar las defensas de su cría.

Los navegantes de las grandes travesías a vela

Sobre la alimentación de los marineros y soldados de los barcos de entonces se tienen extensas referencias que ya hemos visto en capítulos anteriores.

La necesidad de contar con una alimentación estable durante largos periodos de tiempo, en una época en la que no se conocían otros sistemas de conservación, hizo que la mayoría de las vituallas que se embarcaban estuvieran compuestas de alimentos fermentados y activos. Así contaron con aceitunas, quesos, salazones de carnes y pescado, vinagre y vino.

Y si, como ya sabemos, tampoco contaban con facilidad para cocinar, no debió escasear el aporte de elementos activos que reforzaran la flora intestinal.

En cuanto a su estado anímico, debemos considerar que aquellos navegantes debían compartir hacinados un espacio muy reducido. La lejanía de sus seres queridos y la incertidumbre de si algún día volverían a verlos podrían haberlos sumido en un grave estado de tristeza y ansiedad, y ya conocemos cuáles son sus devastadores efectos sobre la flora intestinal.

Pensemos en aquellas circunstancias hoy en día. Opino que fue algo beneficioso el hecho de que aún no tuvieran los conocimientos de los que disponemos en la actualidad sobre los sistemas de conservación por calor, que dieron lugar a una falta absoluta de alimentos vivos.

El caso de los Tercios de Flandes en los siglos XVI y XVII

No fue una época boyante para la Corona española. Carlos I se centraba más en la salvación de las almas que en el cuidado de los cuerpos. Al menos los de sus soldados de los Tercios. A pesar de que fueron considerados como una fuerza casi invencible en el campo de batalla, en frecuentes ocasiones, los alimentos no les llegaban en la cantidad y calidad necesarias. No obstante, repasemos la composición de las raciones que les servían: carne en salazón, pescados desecados, mantequilla, vino y vinagre (suponemos que todos ellos bien provistos de microorganismos fermentativos), además de aceite, garbanzos, lentejas, etc.

Si verdaderamente los probióticos tienen el efecto que venimos viendo sobre el bienestar inherente a la salud mental, se podría comprender que mantuvieran la moral alta aquellos soldados de los que Geoffrey Parker, en su libro *El ejército de Flandes y el Camino Español 1567-1659*, dice: «El soldado raso en la Europa moderna era de este modo despreciado por sus oficiales, odiado por los civiles y por ambos, ultrajados»[68], ya que parece que motivos suficientes, para estar deprimidos y amargados, tenían.

El ejército alemán en 1884

También a los soldados alemanes que vivieron aquellas campañas, anteriores al descubrimiento de las conservas enlatadas, les llegaban los probióticos incluidos en los alimentos que tomaban. Les servían carnes de cerdo y vaca, tocino, salchichón y arenques en salazón o ahumados. Además de las judías, patatas, lentejas, etc.

Veamos ahora, por el contrario, la alimentación de los soldados a partir de la aparición de las conservas envasadas

El estamento militar suele ser muy eficaz en cuanto a dejar constancia documental de todo lo relacionado con la intendencia. Si repasamos los datos que tenemos sobre las raciones de guerra, a partir del siglo XIX, encontramos que en todos los casos se limitan a las conservas de guisos de carne y legumbres, galletas, chocolates y sin que faltase la provisión de azúcar y tabaco. En pocas ocasio-

---

68   HISTORIA COCINA (2009). «La alimentación en el ejército de Flandes, siglos XVI y XVII». https://www.historiacocina.com/especiales/articulos/militar12.htm [Consulta: 4 de marzo de 2022].

nes se dan quesos o vinos fermentados sin pasteurizar que se sustituyen por alcoholes obtenidos por destilación.

En la Primera Guerra, en la que se sufrieron cuatro años de trincheras, los soldados eran abastecidos con carne enlatada y pan duro, café soluble y cigarrillos, lo que llamaban «ración de trinchera», que transportaba el soldado para su consumo diario.

A los alemanes los alimentaban con lo que conocían como la «porción de hierro», que consistía en una mezcla de carne en polvo disecada, que se mezclaba con harina de trigo y se prensaba como una galleta. La preocupación, una vez más, se centraba en abastecer las raciones militares con los nutrientes que consideraban precisos para la actividad de guerra. Esto no ha cambiado sustancialmente desde entonces hasta nuestros días.

En la Segunda Guerra Mundial, los americanos tenían tres tipos de raciones en las que primaban siempre las proteínas y carbohidratos, pero todo en presentaciones esterilizadas.

Como vemos, cuando piensan en la posible existencia de una alimentación deficiente, se orientan solo hacia la inclusión de una lista de nutrientes equilibrada. Ni se imaginaban que pudiera ser la flora intestinal la que necesitaba ser socorrida.

Y así, aún en nuestro siglo, la confección de minutas se realiza…

> Teniendo en cuenta su valoración alimentaria en función al esfuerzo físico que tenga que realizar la tropa, la climatología de la zona y la estación del año. Se trata de que la fuerza reciba una alimentación equilibrada, ni sobrepasando ni faltando el aporte en calorías necesario[69].

Hay un momento en el que los nutricionistas encargados de la alimentación de los militares comienzan a sospechar que una consecuencia importante de la ansiedad y estrés en el combate puede tener que ver con la dieta suministrada. Por ello, en los últimos años, se viene estudiando la utilización del omega 3 en los tratamientos

---

69 ARCARAZO GARCÍA, L. A. y LORÉN TRASOBARES, M. El Santo Hospital de San Julián mártir y Santa Lucía y otros hospitales de Barbastro. Huesca: 2000, p. 228.

psiquiátricos de la tropa. Y es cierto que diferentes estudios sobre el consumo del pescado graso parecen apoyar la hipótesis de que puede aliviar los problemas mentales. Por fin, parece ser que estos hallazgos van orientando hacia la importante relación entre la dieta suministrada y los trastornos cerebrales. Quizás se llegue a comprender la verdadera forma de solucionarlos.

No sería tan difícil proveer a las tropas de los géneros bacterianos habitualmente reconocidos como beneficiosos para la salud. Esto les supondría una sana situación mental y física, dado que los probióticos promueven una importante mejora de la función intestinal, y ya conocemos también la conexión mental que existe entre la microbiota y el cerebro.

Quizás sea el momento de replantearse la forma de proveer a los soldados de alimentos que contengan microorganismos activos y nutrientes que favorezcan su implantación y persistencia. A los romanos, con muchos menos medios, no les resultaba tan difícil.

Las fuerzas armadas disponen actualmente de una sofisticada maquinaria de guerra. No sería tan complicado contar con equipos de refrigeración que permitieran una alimentación que suplemente de forma constante el equilibrio de la flora intestinal. Se podrían administrar alimentos con probióticos vivos, e incrementar a través de la ingesta de prebióticos los nutrientes necesarios para que se mantengan activos y puedan desarrollarse en el tracto intestinal.

Tenemos suficientes resultados de investigaciones al respecto: «Se ha visto que la administración de leche fermentada que contenía diferentes probióticos alteró la actividad cerebral de las regiones asociadas a la emoción en voluntarias sanas, sugiriendo una posible acción potencial psicobiótica»[70].

De cualquier forma, tengamos en cuenta que para la alimentación de los ejércitos, en etapas anteriores a la aparición de las conservas, no contaban con sistemas de refrigeración y, sin embargo,

---

70   DINAN, T. G, CRYAN, J. F y STATON, C. «Gut microbes and brain development have black box connectivity». *Biological Psychiatry.* 2018, 83(2), 97-99.

recibían alimentos que llevaban probióticos activos. Lo hacía posible el hecho de utilizar métodos de conservación como la salazón o el ahumado. Se trataba, en general, de alimentos fermentados sometidos a desecación suficiente para que los microorganismos no dispusieran del agua necesaria para seguir afectando al sustrato alimentario hasta llegar a su propia extinción. Las preparaciones alimentarias con elevada actividad de agua no permiten la supervivencia de los probióticos a temperatura ambiente.

En resumen, como vemos, antes de la aparición de las raciones enlatadas, los ejércitos recibían alimentos que incluían también una gran carga de microorganismos beneficiosos y variados. Dado que no se tiene referencias de que todos aquellos antiguos soldados sufrieran una alta incidencia de esos trastornos psicológicos, como la ansiedad o la depresión, que tanto afectan a los combatientes desde principios del siglo pasado, habría que comenzar a tratar de forma preventiva esas intensas alteraciones mentales de las tropas, propias del sistema nervioso central, procurando que la microbiota intestinal se mantenga en un sano equilibrio.

Posiblemente, enriquecer las raciones de los ejércitos no sería muy complicado dada lo oferta que existe en la actualidad de capsulas con probióticos liofilizados. Fáciles de transportar y sin problemas de conservación, serían de gran ayuda para el equilibrio emocional de los soldados.

Visto todo lo anterior, quizás debamos extraer conclusiones sobre las causas de la inestabilidad emocional en la población en general

En la actualidad nos encontramos en unos niveles de ansiedad y depresión que se pueden considerar epidémicos. Se le viene achacando esta circunstancia a nuestra forma de vida. Sin embargo, dada la importante relación entre el bienestar emocional y una flora intestinal saludable, cabría pensar que lo que nos afecta de forma determinante son los factores de nuestro entorno que inciden sobre nuestra microbiota.

Esto podemos evidenciarlo si reflexionamos sobre lo que hemos visto de la estabilidad emocional que, al parecer, han disfrutado a través de los tiempos los combatientes gracias a la alimentación que recibían. Todos ellos, sometidos a situaciones de enorme estrés, han sufrido, sin embargo, de forma diferente las consecuencias para su salud mental.

La aparición del abastecimiento mediante la administración de comidas enlatadas parece coincidir con un evidente deterioro de la salud mental de los soldados participantes en las campañas de guerra. Vemos claramente cómo estos tratamientos térmicos de conservación de alimentos han provocado la total eliminación de probióticos vivos en la alimentación de los ejércitos modernos. Por el contrario, los guerreros anteriores se nutrían con alimentos cargados de microorganismos activos que habían intervenido en los procesos de fermentación, tan necesarios para mantener comestibles los alimentos cuando no se conocían otras formas conservación.

Sistema digestivo versus «el segundo cerebro»

Hay numerosos neurocientíficos abonados a una corriente que, a nivel mundial, llevan varias décadas estudiando la relación entre el cerebro y el sistema intestinal, al que ya han dado a conocer como «el segundo cerebro». Lo consideran así, ya que actúa de forma independiente del sistema nervioso central, aunque está provisto de sus propias neuronas.

Este segundo cerebro es determinante para nuestro bienestar general, actúa de forma autónoma con sus propios circuitos neuronales y está asociado a la flora intestinal. Por tanto, tendremos que reconocer que procesar la comida que ingerimos no es la función más importante de nuestro sistema digestivo.

De todo ello se desprende que una dieta favorecedora de una flora intestinal sana y eficiente generará los neurotransmisores necesarios para mantener un buen estado de ánimo y nuestras funciones cognitivas en funcionamiento. Por tanto, será de vital importancia tanto para nuestra salud física como para contribuir a nuestro equilibrio mental.

CAPÍTULO 34

Los probióticos en la alimentación animal

A principios de los años noventa, mi amigo Arturo Mariscal, que sabía mucho —por pura práctica— sobre la real alimentación animal, me habló de sus impresiones sobre el empleo de elementos fermentadores en el destete de los lechones. Aprendí mucho de él y disfrutamos juntos esperando noches enteras el resultado de las fermentaciones que investigábamos.

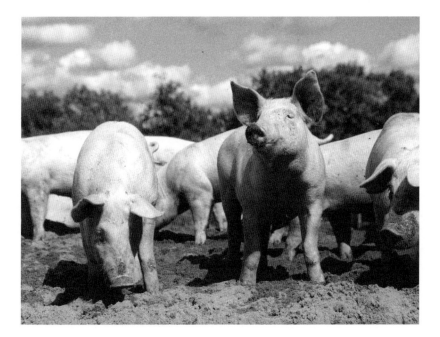

Cuando a las crías se las comienza a alimentar con piensos de inicio, los animales deben soportar una serie de circunstancias que resultan dañinas para su supervivencia. Por un lado, deben acostumbrarse a una alimentación con una comida sólida, para ellas menos agradable, que la que recibían de la madre. Por otro lado, comienzan a ingerir alimentos que pueden contener patógenos. Y todo ello agravado por la pérdida de los probióticos que venían recibiendo de la leche materna. Para colmo, esto ocurre en un momento en el que la falta del contacto con la madre les ocasiona un estrés y una consecuente bajada de defensas.

Estos factores daban lugar a una importante mortandad entre las camadas que ya se asumía entonces como inevitable. Ya se habían hecho algunos ensayos en los que se alimentaba a los lechones con suero de quesería. Este es un subproducto que, en algunos casos, está cargado de probióticos, aunque solo es así en el suero que procede de los quesos madurados. Para producir quesos curados es necesario contar con bacterias lácticas que, posteriormente, fermenten el queso durante su periodo de maduración. Cuando se prepara la cuajada, si se parte de leche pasteurizada, hay que añadir fermentos lácticos para que actúen de cultivos iniciadores. En cambio, en el caso de las producciones con leche cruda sin pasteurizar, se deja que la fermentación se produzca con la intervención de las bacterias lácticas que contiene la leche de forma natural. En ambos casos, el suero resultante contiene una importante carga de probióticos activos.

Pero en el caso de los quesos frescos, siempre se parte de leche pasteurizada y es necesario evitar la presencia de microorganismos que favorezcan una fermentación no deseada. Por tanto, el suero procedente del queso fresco no contendrá bacterias lácticas activas, ya que se trata de evitar que inicie un proceso fermentativo, a pesar de que el suero es un excelente medio de cultivo para desarrollar en él la fermentación láctica y el cultivo de probióticos.

Hice entonces con Arturo un programa de ensayos, fermentando el suero de quesería con leche en polvo y una serie de sólidos más. Sé que él siguió adelante con su empeño y ha continuado muchos años en ello cosechando éxitos, sobre todo en la alimentación de las palomas. Creo que fue de los primeros que entendió las posibilidades que tenía el desarrollo de fermentos destinados a la alimentación de animales. Una línea de estudio que, por entonces, estaba lejos de ser valorada como corresponde.

Quizás se deberían retomar estas investigaciones, con las que, gracias a los medios tan avanzados de los que disponemos actualmente, estoy convencido de que se llegarían a conseguir grandes ventajas en la alimentación animal.

Hoy en día no se puede dudar del efecto benéfico de los probióticos y prebióticos en la producción y sanidad animal. El suero de quesería, en algunos casos, se convierte en un problema para los queseros ya que su emisión hacia aguas residuales resulta muy contaminante. Una magnífica alternativa sería continuar la línea de trabajo que inició Arturo Mariscal y crear fermentaciones que permitan contar con importantes cantidades de elementos probióticos baratos para la alimentación de aves, lechones, rumiantes, etc.

Por otra parte, el uso de probióticos puede ser beneficioso respecto a la utilización de antibióticos en animales, igual que lo es en las personas. No se trata de sustituir los antibióticos para luchar contra las enfermedades, pero sí que serán de gran importancia para reparar una flora intestinal perjudicada por el uso de estos medicamentos. De esta forma, el organismo será más resistente a la enfermedad.

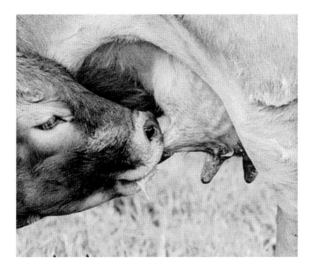

La buena salud intestinal del animal favorecerá la digestibilidad de los alimentos aportados. Se conseguirán así mejores producciones si los elementos probióticos son incorporados de manera rutinaria en sus dietas. La presencia de una importante flora intestinal puede, además, impedir la adhesión de elementos patógenos.

En esto será de gran ayuda la inclusión de alimentos prebióticos, que constituyen el sustrato fundamental de los microorganismos beneficiosos. En estos tiempos en los que se le da tanta importancia al bienestar animal, el uso de la alimentación funcional —también durante el periodo de cría de los animales— como estrategia nutricional puede ser una baza importante.

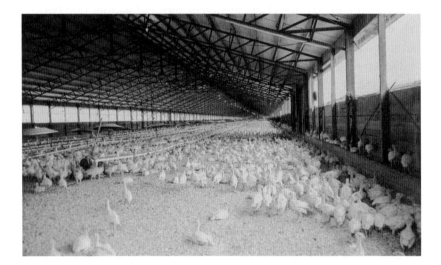

CAPÍTULO 35

Ahora está de moda la alta cocina viva cargada de probióticos

Ahora está de moda la alta cocina viva cargada de probióticos. Tanto es así que existen grandes chefs implicados en la preparación de sus propios fermentados. Incluso, algunos de ellos están convencidos de que la presencia de preparaciones de alimentos fermentados es imprescindible en su carta para que su creatividad no quede menguada. Han implantado en sus cocinas zonas que son verdaderos laboratorios. Es allí donde investigan y crean sus propias innovaciones basándose en los antiguos procesos fermentativos. De esta forma, estos cocineros están desarrollando sabores nunca antes conocidos empleando microorganismos fermentativos que cultivan sobre ingredientes habituales de sus cocinas.

El antropólogo Levi-Strauss opina que: «Lo crudo representa lo indemne, lo cocido sería la transformación cultural de lo crudo y lo fermentado, su metamorfosis»[71].

Y, efectivamente, con las fermentaciones los grandes chefs están tratando de utilizar los ingredientes de siempre para provocar en ellos una metamorfosis. Para ello facilitan y dirigen las fermentaciones con el objetivo de conseguir sorprendentes sabores y

---

71   SUEIRO, E. (2017). «Fermentados: la alta cocina copia una forma de comer alimentos de hace 20.000 años». *ABC*. https://www.abc.es/viajar/gastronomia/abci-fermentados-alta-cocina-copia-forma-comer-alimentos-hace-20000-anos-201707141929_noticia.html?ref=https%3A%2F%2Fwww.google.com%2F [Consulta: 6 de marzo de 2022].

texturas. Mediante el cultivo de bacterias y hongos se llegan a alcanzar una serie de cualidades organolépticas desconocidas hasta ahora en la oferta culinaria.

Son menús que incorporan nuevas experiencias en cuanto a texturas, sabores y aromas, que son absolutamente diferentes respecto al ingrediente que sirvió de base para la fermentación. Al avanzar en el conocimiento de estas preparaciones, se abre un campo con infinitas posibilidades para ofertar platos y bebidas de espectaculares cualidades.

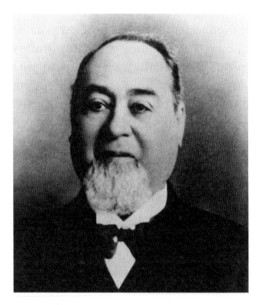

En realidad, la actividad gastronómica siempre ha estado ligada a la microbiología. El cocinero se ve forzado a mantener una lucha continua para impedir que las bacterias patógenas formen parte de los platos que ofrece y evitar así que los microorganismos consigan degradaciones indeseadas en los alimentos. En general, estos profesionales de la cocina ejercen esa batalla, siendo más o menos conscientes de la naturaleza real de su microscópico enemigo. Ahora, para esta línea de nuevas preparaciones, quizás sea necesario que cocina y laboratorio vayan de la mano.

Siempre vivos y activos

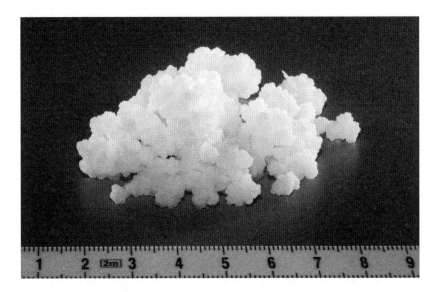

Está muy bien que los cocineros se esfuercen por ofertar nuevas experiencias organolépticas a sus comensales. Pero lo que no deben dejar de lado es lo realmente importante respecto a todos estos preparados: el contenido de probióticos vivos y activos. A estas nuevas prácticas culinarias hay quien les ha puesto un nombre sugerente: «alta cocina viva».

Por tanto, no se debe obviar que se trata de que los microorganismos que provocaron esa explosión de aromas y sabores lleguen al plato vivos y activos. Y puesto que ya sabemos lo poco resistentes que son respecto a las temperaturas, debemos tener claro que si los cocinamos… ¡se mueren!

Está bien que en algunos casos se utilicen ingredientes fermentados para posibilitar la incorporación de nuevos sabores a los guisos. Pero debemos saber que, en ese caso, las ventajas inherentes al consumo de probióticos desaparecen por completo.

Las fermentaciones además actúan positivamente contra los compuestos que dificultan la digestión de determinados ingredientes, es decir, hacen que los alimentos sean más y mejor asimilables.

Es estupendo que la alta cocina apueste por los fermentados y ofrezca a su clientela un amplio abanico de alimentos saludables. No negaré que el camino que han iniciado en el estudio de las múltiples posibilidades que presentan es apasionante: la kombucha, el kéfir, el kimchi, el chucrut…

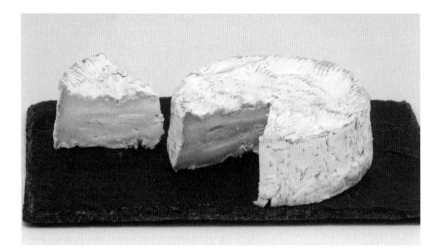

No está del todo clara la línea de diferencia entre lo podrido y lo fermentado, es un tema cultural. Lo que para una cultura es delicioso, a otra les resulta repugnante. Es el caso del pescado fermentado para los nórdicos, quienes cuentan con un gen que les permite consumirlo. O la foca rellena de pájaros fermentados que toman los esquimales. O la leche agria que toman en Marruecos. La corteza con moho blanco del camembert es comestible. El queso Roquefort se perfora para que el moho crezca en su interior, pero si encontramos esos mohos en la superficie de otro alimento, va a la basura. Pero ojo, esto también tiene sus peligros.

Asimismo, podemos ver los procesos fermentativos como una forma de conservar los alimentos (quesos, chacinas, salazones…). Sin embargo, para llevar a cabo una fermentación, hay que tener en cuenta ciertas precauciones y conocer la forma de evitar riesgos. Y el menos importante es tener que tirar el alimento que se haya estropeado. Especialmente, se debe tener precaución cuando se trate de fermentaciones innovadoras. Cuando se crea un nuevo fermentado, se desconoce su funcionamiento y características, o bien no se tiene el referente tradicional. Hay que tener información sobre los fermentados habituales de distintas culturas y practicar sobre ellos para dominar las variables que afectan a los procesos fermentativos. Este conocimiento nos puede servir de base para poder innovar. Si no hay confianza, siempre puede ser validado con un análisis microbiológico realizado por profesionales.

La gran diferencia entre podrido y fermentado es el objetivo final y el hecho de que no genere toxinas. Sobre lo podrido no tienes control. En cambio, lo fermentado lo controlas y diriges generando un sustrato en el que debes asegurarte de que va a crecer un determinado microorganismo y no otros.

Las variables más importantes que se deben controlar son:

- El pH: es la medida de acidez o alcalinidad. Quizás sea el parámetro que nos va a ayudar a conseguir más seguridad en el proceso, ya que las bacterias patógenas no se desarrollan por debajo de un pH determinado. En algunos casos, será preferible añadir al inicio algún ingrediente que haga aumentar la acidez. O algún otro que suponga un alimento para las bacterias ácido-lácticas para que prevalezcan sobre las demás.
- La temperatura: es muy importante puesto que va a posibilitar el desarrollo de un grupo de microorganismos frente a otros y por ello se obtendrán diferentes cualidades organolépticas. Además permitirá que con su crecimiento acidifiquen el medio. La temperatura será también una variable que influirá en el tiempo que tarde en producirse la fermentación.
- El tiempo: se trata del tiempo que transcurre desde que iniciamos la fermentación hasta que decidimos detenerla, por ejemplo, introduciéndola en refrigeración. Dependerá en muchos casos del nivel de intensidad de sabores o texturas que queramos alcanzar.

Pero tengamos presente que todos los restaurantes han ofrecido siempre alimentos llenos de probióticos vivos, aunque la mayoría no lo saben. No estaría de más que, en la oferta de alimentos vivos, también tuvieran en cuenta aquellas preparaciones que de forma ancestral han tenido en sus manos los profesionales de las cocinas, que ya estaban muy bien colmadas de microorganismos saludables. Si has llegado hasta este capítulo, tendrás claro a qué me refiero.

En realidad, los embutidos, los quesos, las salazones de pescado o carne, las aceitunas crudas, el vino y un largo etcétera son alimentos que ya incluían en su composición una carga importante de saludables microorganismos. Por tanto, el *maître* debería informar de esta circunstancia cuando pone en la mesa un plato de embutidos crudos curados o de salazones de pescado.

El chef informado e informador

En los capítulos anteriores, hemos tratado de hacer ver los beneficios que los alimentos con probióticos activos ofrecen para nuestra salud. También hemos explicado cómo se puede evitar que, por necesidades del mercado, se entreguen alimentos que deberían contenerlos envasados en formato esterilizado. Si un restaurante quiere ser honesto con respecto a su oferta de alimentos vivos, debe informarse de lo que puede hacer para que lleguen así al comensal.

Resumiendo, trataremos de dar aquí unas directrices básicas:

- Todos los probióticos comienzan a desactivarse con temperaturas de 60° o superiores.
- Si se emplea un fermentado para cocinar, debemos dar por sentado que el comensal no disfrutará de probióticos vivos.
- Las aceitunas envasadas en conserva no tienen probióticos activos.
- La miel debe ser cruda, sin haber sido diluida o tratada por el calor.

- Un producto fermentado con un cierto nivel de agua (yogur, kéfir, kombucha, etc.) debe mantenerse en refrigeración a partir de que su proceso haya llegado a término.
- Los embutidos crudos curados (chorizo, salchichón, fuet...) son fuente de probióticos, no así los embutidos cocidos (mortadela, chóped, fiambres...).

Epílogo

Con esta publicación he tratado de compartir una serie de reflexiones, fruto de la experiencia acumulada a lo largo de mi vida profesional. Siempre me he sentido movido a intentar entender la complejidad del proceso de transformación de los alimentos. Pero, particularmente, han sido los procesos fermentativos los que más han requerido mi atención.

Esto empezó con la producción de yogur, primero en Madrid y después en Sevilla. Era un tiempo en el que la elaboración de yogur se hacía con medios, en cierto modo, precarios. Aquellos eran procedimientos más parecidos a producciones artesanales.

Fueron muchas horas tratando de hacer un yogur perfecto y equilibrado, donde los lactobacilos y los estreptococos se encontraran en paridad. Algo nada fácil de conseguir, ya que estas dos bacterias se desarrollan juntas, pero no se tienen ningún afecto y tratan siempre de prevalecer la una sobre la otra. Se debe tener en cuenta que estos dos responsables de la fermentación láctica tienen el honor de ser los únicos designados legalmente para crear un producto que pueda ser llamado yogur.

Mi entrañable amigo Arturo Mariscal consiguió infundir en mí su pasión por conocer las posibilidades del empleo de probióticos en la alimentación animal. Él estaba convencido, y me convenció a mí, de que la mortandad de los lechones tras el destete se podía minimizar utilizando fermentados para alimentarlos. Pasamos muchas noches en su nave esperando que bajara el pH de los sustratos que fermentábamos fruto de nuestra investigación con diferentes cepas de bacterias.

También fueron los tiempos de asistir a las producciones de quesos, cuya curación no es menos complicada. Y es que son muchas las variables que harán un queso más o menos elástico, quebradizo, de sabor plano o intenso, desplomado por blando o excesivamente duro. Y todas ellas relacionadas con los distintos microorganismos que intervienen y que al final serán una aportación saludable para nuestra flora intestinal.

Asimismo me encontré con los embutidos crudos curados. Con estos preparados tuve que entender, en un principio, la complejidad de las fermentaciones producidas por las cepas bacterianas que se hallan en la carne de forma natural. Fue para mí apasionante la utilización y el estudio del resultado de añadir a las masas fermentos seleccionados que permitían conducirlas hacia productos con las características más apreciadas por los consumidores.

Y siempre ellos presentes. En todo este cúmulo de trabajos, los agentes realmente importantes eran los microorganismos y el éxito dependía de entender y atender sus necesidades. Todo aquello me hizo adquirir un cierto conocimiento de los procesos fermentativos. En particular sobre las etapas por las que deben pasar los alimentos que van a ser transformados y en las que hay que favorecer y dirigir el crecimiento de las bacterias oportunas para cada fermentación.

El disponer de un laboratorio con el personal adecuado, donde se han ido realizando continuos controles microbiológicos de los microorganismos responsables de la fermentación, me ha permitido conocer de primera mano cómo se iba produciendo su evolución y los factores que afectan a su crecimiento.

Pero también me ha interesado la historia de nuestra evolución como humanos, y en especial lo concerniente a la alimentación. Así pues, a través de lo que iba descubriendo, fui amarrando cabos que me permitieron leer entre líneas. Pude ver así que los procesos fermentativos estaban detrás de la mayoría de los alimentos que nuestros antecesores han venido consumiendo.

No me cabe duda de que nuestra evolución alimentaria nos ha dirigido hacia el consumo de probióticos desde la prehistoria. Fue un continuo avanzar desde que los primates que bajaron de los árboles comieron la fruta caída. Una fruta que, probablemente, tuvo tiempo para fermentar entre la humedad de la hojarasca y que, tal vez, contuviera una cierta proporción de alcohol. Quizás las primeras fiestas se dieran alrededor de los árboles.

Todo este bagaje de experiencias y las últimas investigaciones sobre la interrelación entre nuestro estado de salud y nuestra microbiota son lo que me ha llevado a compartir estas reflexiones. Creo entender que, en realidad, nuestra aventura vital ha sido posible gracias a los probióticos. Y es cierto que ya nacemos con una cierta provisión de ellos. Con su leche, la madre nos provee de los microorganismos que necesitamos para terminar de configurar nuestra microbiota de forma particular. Eso será lo que marcará nuestra existencia.

Y después, para sobrevivir, necesitamos una adquisición continuada de microorganismos que enriquezcan nuestra flora intestinal y los alimentos prebióticos que incluyan nutrientes para ellos. Este aporte de microorganismos beneficiosos ha sido posible gracias a nuestra ancestral forma de alimentarnos.

Si repasamos la historia, podemos ver que han sido muchas las penalidades a las que los humanos hemos sometido a nuestros cuerpos: guerras, largas travesías, privaciones, trabajos, enfermedades… Sin la presencia de una flora intestinal activa nada hubiera sido posible. Estoy firmemente convencido de que comer alimentos fermentados fue lo que permitió que esa flora intestinal se renovara y se mantuviera activa y variada.

Pero en el siglo XIX, comenzó un cambio importante en la alimentación de las sociedades. Y entonces se inició el declive que continúa de forma paulatina pero inexorable. El precursor fue Pasteur, cuando descubrió que los responsables de la fermentación del vino eran unos microscópicos seres vivos que se podían matar con calor.

Él puso en marcha un proceso de estabilización de los vinos. Los fue calentando lo justo para que no perdieran sabor, pero lo suficiente para matar los microorganismos. Así detuvo la fermentación de la uva, pero también desactivó los probióticos que entonces poblaban aquellos vinos antiguos y que debieron suponer tantos beneficios a sus privilegiados consumidores.

Como consecuencia de aquel descubrimiento, la ingestión de alimentos cargados de probióticos es, en general, cada vez más precaria. No cabe duda de que las condiciones actuales para comercializar los alimentos procesados difieren de forma importante respecto a las de antaño. La masificación de las ciudades reclama cantidades importantes de alimentos. Y es evidente que la industria alimentaria ha sabido dar respuesta al reto de atender esa demanda con las mejores garantías y a precios razonables.

Pero, en muy pocas ocasiones, se ha tenido en cuenta ofrecer los alimentos fermentados con sus microorganismos vivos y activos. Esto ha podido ocurrir dado que los consumidores no hemos estado suficientemente informados. No se ha divulgado la necesidad de consumirlos con las características que permitan la supervivencia de los gérmenes que refuerzan nuestra microbiota.

Los productores actuales necesitan adaptar los preparados alimenticios a las formas de comercialización que impone el mercado. Para ello tratan de detener la actividad fermentativa. De esta forma, impiden la aparición de alteraciones que hagan al producto poco atractivo para su exposición en las estanterías de las grandes superficies. Por desgracia, en muchos casos, también se priva al consumidor de la fuente de probióticos que contenía el alimento tras su fermentación y antes de ser tratado por calor. Así estamos consiguiendo una alimentación demasiado aséptica y es muy posible que esta sea la causa de una gran parte de los problemas físicos y mentales que aquejan a las sociedades actuales.

Por los estudios que se vienen publicando, parece confirmarse la necesidad de contar con una microbiota sana y variada. Es un campo de investigación que aún se encuentra en los albores de su andadura. Todavía falta profundizar en gran medida en el conocimiento de todo esto. Pero ya tenemos la certeza de que debería ser divulgado entre la ciudadanía de forma más eficiente. Es necesario que el consumidor esté informado y tenga así la capacidad de elegir. Sobre todo que conozca qué alimentos pueden proporcionarle acceso a esos maravillosos microorganismos que tanto hicieron por la salud de nuestros ancestros. Pongo yo mi modesta aportación con este compendio de reflexiones que ahora quiero compartir contigo. Espero que sea de ayuda.

José A. Barroso Flores